Daniela Kaminski

Psychische Belastungen am Arbeitsplatz und ihre Folgen

Wie soziale Unterstützung und Entscheidungsspielraum die Gesundheit fördern

Bibliografische Information der Deutschen Nationalbibliothek:

Die Deutsche Nationalbibliothek verzeichnet diese Publikation in der Deutschen Nationalbibliografie; detaillierte bibliografische Daten sind im Internet über http://dnb.d-nb.de abrufbar.

Impressum:

Copyright © Science Factory 2021

Ein Imprint der GRIN Publishing GmbH, München

Druck und Bindung: Books on Demand GmbH, Norderstedt, Germany

Covergestaltung: GRIN Publishing GmbH

Inhaltsverzeichnis

Tabellenverzeichnis V

Abbildungsverzeichnis VI

Zusammenfassung (Abstract) VII

1. Einleitung und Public Health Relevanz 1

2. Psychische Belastungen 4
   2.1 Psychische Belastungen am Arbeitsplatz 5
   2.2 Psychische Beanspruchungen 8
   2.3 Folgen psychischer Beanspruchung 12

3. Handlungs- und Entscheidungsspielraum 17
   3.1 Das Anforderungs-Kontroll-Modell nach Karasek 19
   3.2 Kritische Kombinationen mit hohem Belastungspotenzial 23

4. Ressourcen zur Bewältigung psychischer Beanspruchung 26
   4.1 Soziale Ressourcen 27
   4.2 Personale Ressourcen 30
   4.3 Zwischenfazit 33

5. Wissenschaftliches Erkenntnisinteresse und Fragestellung 35

6. Methodisches Vorgehen 40
   6.1 Datengrundlage 40
   6.2 Statistische Analysemethoden 42
   6.3 Vorgehen bei der Datenauswertung 44

7. Ergebnisauswertung **48**

7.1 Univariate Analysen 48

7.2 Bivariate Analysen 54

7.3 Multivariate Analysen 65

8. Diskussion **84**

8.1 Zusammenfassung der Ergebnisse 84

8.2 Reflexion der Ergebnisse 86

8.3 Bewertung der Methodik und Datengrundlage 91

9. Lösungsansätze und Handlungsempfehlungen **94**

9.1 Gefährdungsbeurteilung und betriebliches Gesundheitsmanagement 96

9.2 Unternehmenskultur und mitarbeiterorientierte Führung 98

10. Abschließendes Fazit und Ausblick **102**

Literaturverzeichnis **103**

Tabellenverzeichnis

Tabelle 1: Chronischer Stress und Krankheitsfolgen 14

Tabelle 2: Kritische Belastungskombinationen am Arbeitsplatz 24

Tabelle 3: Stress der letzten 2 Jahre und Beschwerden 56

Tabelle 4: Arbeitsanforderungen und Beschwerden bei der Arbeit 58

Tabelle 5: Arbeitsanforderungen und Entscheidungsspielraum 59

Tabelle 6: Arbeitsanforderungen und soziale Unterstützung 60

Tabelle 7: Entscheidungsspielraum und soziale Unterstützung 61

Tabelle 8: Entscheidungsspielraum und Beschwerden bei der Arbeit 63

Tabelle 9: Soziale Unterstützung und Beschwerden bei der Arbeit 65

Tabelle 10: Logistische Regressionsanalyse I 67

Tabelle 11: Logistische Regressionsanalyse II 68

Tabelle 12: Logistische Regressionsanalyse III 69

Tabelle 13: Logistische Regressionsanalyse IV 72

Tabelle 14: Logistische Regressionsanalyse V 77

Tabelle 15: Logistische Regressionsanalyse Va 78

Tabelle 16: Logistische Regressionsanalyse VI 79

Tabelle 17: Logistische Regressionsanalyse VII 80

Tabelle 18: Logistische Regressionsanalyse VIII 81

Tabelle 19: Logistische Regressionsanalyse IX 81

Tabelle 20: Logistische Regressionsanalyse X 82

Abbildungsverzeichnis

Abbildung 1: Belastungs-Beanspruchungsmodell Treier (2019) nach Rohmert und Rutenfranz (1975) 4

Abbildung 2: Das Anforderungs-Kontroll-Modell 20

Abbildung 3: Themenbereiche des Fragebogens 42

Abbildung 4: Alter der befragten Personen 48

Abbildung 5: Geschlecht der befragten Personen 49

Abbildung 6: Berufsabschluss der befragten Personen 49

Abbildung 7: Führungsebene im Unternehmen 50

Abbildung 8: Niveau der Tätigkeit 51

Abbildung 9: Veränderungen von Stress am Arbeitsplatz 52

Abbildung 10: Veränderung der Arbeitsanforderungen 52

Abbildung 11: Arbeitszufriedenheit 53

Abbildung 12: Belastungen durch Arbeitsanforderungen nach Bereichen 54

Abbildung 13: Stress in den letzten zwei Jahren und Gesundheitszustand 55

Abbildung 14: Arbeitsanforderungen und Gesundheitszustand 57

Abbildung 15: Entscheidungsspielraum und Gesundheitszustand 62

Abbildung 16: Soziale Unterstützung und Gesundheitszustand 64

Zusammenfassung (Abstract)

Fragestellung: In dieser Arbeit geht es um die Frage, welchen Einfluss Entscheidungsspielraum und soziale Unterstützung bei der Arbeit auf den Gesundheitszustand von Beschäftigten haben und inwieweit diese die Folgen psychisch belastender Arbeitsanforderungen beeinflussen.

Zielsetzung: Ziel ist es herauszustellen, welche Arbeitsanforderungen besonders psychisch belastend sind und inwieweit Entscheidungsspielraum und soziale Unterstützung am Arbeitsplatz in dem Zusammenhang Einfluss auf den Gesundheitszustand und die Folgen psychischer Beanspruchung haben.

Inhalt der Arbeit: Psychische Gesundheit ist ein essentieller Faktor für die menschliche Gesundheit. In der heutigen Arbeitswelt nehmen hohe Arbeitsbelastungen, ständige Erreichbarkeit und Zeitdruck immer stärker zu, was zu einer dauerhaften Überforderung führt. Immer weniger Beschäftigte können diese Belastungen kompensieren, und dies hat negative Folgen für ihre Gesundheit. Der Anteil psychischer und psychosomatischer Erkrankungen in der Gesellschaft nimmt immer stärker zu. Die Folge können Burnout, Ängste oder Zwänge sein. Zusätzlich kommt es nicht selten zu Muskel-Skelett-Erkrankungen, Schlafstörungen, Herzerkrankungen oder Verdauungsbeschwerden. Deshalb sollten auch psychische Faktoren am Arbeitsplatz beachtet werden. Es wird vor allem die Rolle der sozialen Unterstützung und des Entscheidungsspielraums untersucht.

Ergebnisse: Soziale Unterstützung hat einen großen Einfluss auf die Entwicklung psychischer Beanspruchungsfolgen und den Gesundheitszustand. Hohe soziale Unterstützung hat einen positiven Effekt auf die Gesundheit. Dabei sind vor allem das Lob durch den Vorgesetzten und das Gefühl, sich als Teil einer Gemeinschaft zu sehen, wichtig. Der Entscheidungsspielraum hat ebenfalls einen positiven Einfluss auf den Gesundheitszustand. Für bestimmte Belastungsfolgen ist ein hoher Entscheidungsspielraum jedoch auslösend. Insgesamt beeinflusst er den Gesundheitszustand positiv. Psychisch belastende Arbeitsanforderungen haben einen Einfluss auf die Gesundheit, können jedoch durch soziale Unterstützung und Entscheidungsspielraum minimiert werden.

Schlussfolgerungen: Eine gute Unternehmenskultur mit einer mitarbeiterorientierten Führung ist unabdingbar. Dazu zählen auch die Gefährdungsbeurteilung und ein betriebliches Gesundheitsmanagement. Nur wer seine Mitarbeiter kontinuierlich im Blick hat, und diese unterstützt und begleitet, kann dem Entstehen psychischer Beanspruchungsfolgen entgegenwirken. Zudem müssen persönliche Ressourcen zum Umgang mit Stress und anderen Belastungen gefördert werden. Nur so lassen sich die Anforderungen der heutigen Arbeitswelt bewältigen.

Zur besseren Lesbarkeit wird in dieser Arbeit auf geschlechtsspezifische Formulierungen verzichtet. Sämtliche personenbezogenen Bezeichnungen sind geschlechtsneutral zu verstehen.

1. Einleitung und Public Health Relevanz

Die psychische Gesundheit stellt eine der Hauptdimensionen der Gesundheit dar. Psychische Gesundheit ist dabei ein vielschichtiger Prozess, der neben biologischen und psychologischen Faktoren auch von sozialen, sozioökonomischen, kulturellen und ökologischen Faktoren beeinflusst wird. Psychische Gesundheit kann daher in verschiedenen Lebensphasen unterschiedlich erlebt und definiert werden. Sie ist jedoch immer ein Ergebnis der Wechselbeziehung zwischen Individuum und Umwelt (Steinmann 2005).

Die moderne Arbeitswelt kennzeichnet sich zunehmend durch Flexibilisierung, stetige Veränderungen in Form von neuen Technologien und steigendem Zeit- und Leistungsdruck. Dies bleibt nicht ohne Folgen für die Beschäftigten (Neuner 2019), denn „die Gesamtheit aller Arbeitsbedingungen wirkt auf den Menschen. Er nimmt sie mit allen Sinnen wahr. Die Wahrnehmungen lösen Gedanken, Empfindungen, Erinnerungen und Gefühle aus, die wir innerlich als angenehm, positiv oder negativ, unangenehm oder gar bedrohlich bewerten." (Riechert 2015, S. 25). Der Begriff Belastung ist zunächst frei von jeglicher Wertung und wird als Anforderung verstanden. Von psychischen Fehlbeanspruchungen wird erst gesprochen, wenn ein Mensch nicht über ausreichend Ressourcen verfügt, um den bestehenden Anforderungen gerecht zu werden. Daher hängen die Auswirkungen psychischer Fehlbeanspruchungen zum einen von der Arbeitssituation und den Arbeitsverhältnissen ab, und zum anderen von den Bewältigungsmöglichkeiten über die ein Mensch verfügt. Zu diesen Bewältigungsmöglichkeiten gehören z.B. Fähigkeiten, Erfahrungen, Selbstvertrauen oder die eigene Einstellung. Die Folgen psychischer Fehlbeanspruchung können u.a. Stress, Ermüdung und Monotonie sein (Riechert 2015). Gleichzeitig spielt der Entscheidungsspielraum und die soziale Unterstützung bei der Arbeit eine entscheidende Rolle, denn nicht nur zu hohe Arbeitsanforderungen sondern auch fehlende Gestaltungsspielräume und fehlende Unterstützung können Arbeitsstress auslösen und den Gesundheitszustand beeinflussen (Leka und Jain 2010).

Durch die Veränderung der Arbeitswelt, in der eine erhöhte Arbeitsintensität, steigende Verantwortung, ständige Erreichbarkeit, bei gleichzeitig problematischem Führungsverhalten und fehlenden sozialen Beziehungen, Normalität geworden sind, geraten immer mehr Menschen in ein Erleben dauerhafter Überforderung (Struhs-Wehr 2017). Es fällt den Beschäftigten immer schwerer abzuschalten, und sich zu erholen. Dieses ständige „Unter-Strom-Stehen" kann im weiteren Verlauf zu psychischen Beanspruchungsfolgen und damit zu psychischen oder psychosomatischen Erkrankungen führen und die Gesundheit negativ beeinflussen (Jena und Di Pasquale 2014). Den jährlichen Gesundheitsberichten der Krankenkassen zufolge verursachten psychische Erkrankungen 2018 15,2 % der Krankenstände. Sie nehmen damit den dritten Platz nach Muskel-Skelett-Erkrankungen und Atemwegserkrankungen ein. Im Vergleich waren es 2008 nur 9 % und im Jahr 2000 nur 5,3 % (DAK 2019). Die gemessenen Fehltage sind jedoch nur die Spitze des Eisbergs, da es sich um diagnostizierte Erkrankungen handelt. Nicht oder falsch diagnostizierte psychische Erkrankungen bleiben verborgen (Neuner 2019). Als fundamental wird auch der Anteil psychischer Faktoren an somatischen Erkrankungen eingeschätzt. So können psychische Faktoren Einfluss auf Muskel-Skelett-Erkrankungen, Atemwegserkrankungen, koronare Herzerkrankungen und bösartige Neubildungen haben. Psychische Faktoren, wie monotone Arbeitsbedingungen und Zeitdruck, weisen zudem einen nachgewiesenen Zusammenhang mit Nacken- und Rückenschmerzen auf. Ebenfalls nachgewiesen wurde, dass Stress die Immunabwehr schwächt und das Risiko für Infektionskrankheiten erhöht (Bamberg 2011). Als häufige Folgen psychischer Fehlbelastungen werden zudem Herz-Kreislauf-Erkrankungen, Verdauungsbeschwerden und Schlafstörungen beschrieben. Ebenfalls kann es zu psychischen Störungen wie Ängsten, affektive Störungen, Burnout oder Zwängen kommen (Riechert 2015). Da Erwerbstätige etwa zwei Drittel des Tages am Arbeitsplatz verbringen, hat die Arbeit großen Einfluss auf Erwerbstätige und ist somit ein wichtiges Umfeld zur Förderung der Gesundheit (Neuner 2019). Dies bestätigt die Notwendigkeit, neben ergonomischen Umgebungsbedingungen auch die psychischen und sozialen Faktoren am Arbeitsplatz bei der Gesundheitsförderung zu berücksichtigen (Bamberg 2011).

Das Thema dieser Masterarbeit lautet Auswirkungen psychischer Belastungen am Arbeitsplatz. Ziel ist es, herauszustellen welche Rolle Entscheidungsspielraum und soziale Unterstützung am Arbeitsplatz für den Gesundheitszustand von Beschäftigten spielen und ob sie die Folgen psychisch belastender Arbeitsanforderungen beeinflussen können. Es geht daher um die Fragestellung „Welchen Einfluss haben Entscheidungsspielraum und soziale Unterstützung bei der Arbeit auf den Gesundheitszustand von Beschäftigten und inwieweit beeinflussen sie die Folgen psychisch belastender Arbeitsanforderungen?". Dabei gilt es hauptsächlich herauszufinden, ob Beschäftigte, die einen hohen Entscheidungsspielraum bei der Arbeit haben oder viel soziale Unterstützung erhalten, ihren Gesundheitszustand als positiver bewerten und weniger gefährdet sind, Krankheiten aus psychischer Fehlbelastung zu entwickeln als andere. Dies soll mithilfe des Datensatzes der Erwerbstätigenbefragung 2018 von dem Bundesinstitut für Berufsbildung (BIBB) und der Bundesanstalt für Arbeitsschutz und Arbeitsmedizin (BAUA) untersucht werden.

Dazu wird zuerst auf ein paar Definitionen eingegangen. Im 2. Kapitel werden zunächst psychische Belastungen sowie psychische Belastungen am Arbeitsplatz, psychische Beanspruchung und psychische Beanspruchungsfolgen erläutert und unterschieden. Anschließend wird unter 3. auf den Handlungs- und Entscheidungsspielraum eingegangen und zur weiteren Erläuterung das Anforderungs-Kontroll-Modell von Karasek herangezogen. Als letzter Unterpunkt erfolgt die Darstellung besonders kritischer Kombinationen der Arbeitsbelastungen. Im 4. Kapitel wird ein besonderes Augenmerk auf die Ressourcen zur Belastungsbewältigung gelegt. Dazu gehören zum einen die sozialen Ressourcen und zum anderen die personalen Ressourcen. Zuletzt erfolgt in Kapitel 4 ein kurzes Zwischenfazit. Danach folgt in 5. die Darlegung des wissenschaftlichen Erkenntnisinteresses und der Fragestellung bevor es im 6. Kapitel zu dem praktischen Teil der Arbeit geht und das methodische Vorgehen erläutert wird. Dazu wird auf den Fragebogen, die Datenauswertung und die Analysemethoden eingegangen. Nachfolgend werden im 7. Kapitel die Ergebnisse der Untersuchung aufgeführt, die sich in univariate, bivariate und multivariate Analysen unterteilen. Anschließend erfolgt im 8. Kapitel die Diskussion. Die Ergebnisse werden kurz aufgegriffen und dann in den Zusammenhang mit den Forschungsstand gebracht. Zuletzt erfolgt in diesem Kapitel die Bewertung der Methodik. Im 9. Kapitel werden aus den erkannten Problemfeldern mögliche Lösungsansätze abgeleitet und zu allerletzt ein abschließendes Fazit gegeben. Nun erfolgt zuerst die Erläuterung zur psychischen Belastung.

2. Psychische Belastungen

Das aus dem griechischen stammende Wort „psychisch" bedeutet wörtlich übersetzt seelisch oder die Seele betreffend (Joiko, Schmauder, Wolff 2010). Ganz allgemein bezeichnet psychisch die Vorgänge des Erlebens und Verhaltens im menschlichen Körper. Dazu gehören kognitive Vorgänge wie Denken und Lernen, informative Vorgänge (Wahrnehmung) und emotionale Vorgänge wie Gefühle und Empfindungen (Oppolzer 2010). Laut der DIN EN ISO 10075-1 ist eine psychische Belastung „die Gesamtheit aller erfassbaren Einflüsse, die von außen auf den Menschen zukommen und psychisch auf ihn einwirken." Das heißt bei den psychischen Belastungen werden die Einflüsse fokussiert, die psychische Auswirkungen auf den Menschen haben. Diese Auswirkungen können potentiell positiv als auch negativ sein (Treier 2019). Psychische Belastungen sind jedoch notwendig, da sie für den notwendigen Antrieb bei Aktivitäten und die menschliche Weiterentwicklung sorgen (Joiko et al. 2010). Zur Erläuterung der psychischen Belastungen wird zunächst das Belastungs-Beanspruchungsmodell genutzt. Dies ist in der Arbeitsmedizin weit verbreitet und dient als Grundlage zur Erläuterung des Zusammenhangs zwischen psychischen Belastungen und Beanspruchungen bei der Arbeit (Neuner 2019).

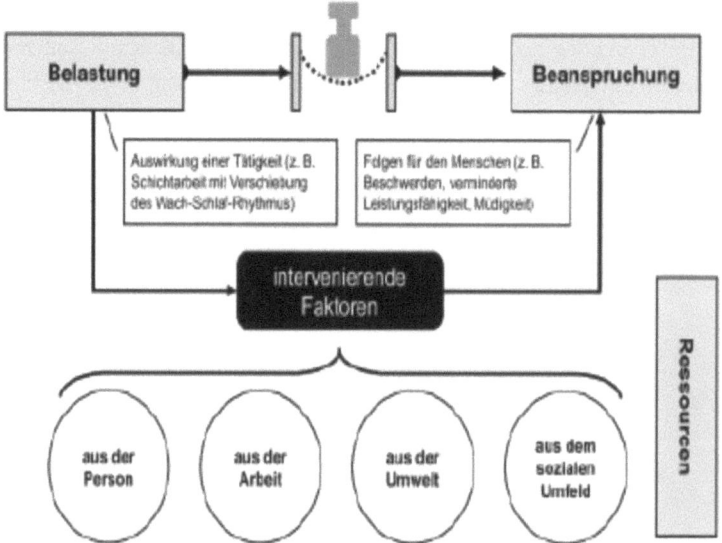

Abbildung 1: Belastungs-Beanspruchungsmodell Treier (2019) nach Rohmert und Rutenfranz (1975)

Das Grundschema besagt dabei, dass eine Belastung (objektive Einflüsse) auf den Menschen einwirkt. Dies führt zu einer Beanspruchung (Auswirkung der Belastung) und daraus entstehen die Beanspruchungsfolgen (mittel- oder langfristig). Die Belastungen resultieren aus den Einflüssen bei der Arbeit. Sie setzen sich zusammen aus dem Arbeitsinhalt/-aufgabe, der Arbeitsumgebung, der Arbeitsorganisation und den sozialen Beziehungen (Kapitel 2.1.). Je nach Dauer, Stärke und eigener Bewertung der Belastungen sowie den Ressourcen der Person selbst (Kapitel 4.1.), aus dem sozialen Umfeld (Kapitel 4.2.), aus der Umwelt und aus der Arbeit kommt es zu unterschiedlichen psychischen Beanspruchungen (Kapitel 2.2.). Diese können positiv (Aktivierung) oder negativ (Ermüdung, Stress, ermüdungsähnliche Zustände) sein. Im weiteren Verlauf kann es zu langfristigen Beanspruchungsfolgen (Kapitel 2.3.) kommen (Treier 2019; Joiko et al. 2010). Nachfolgend wird nun auf die psychischen Belastungen am Arbeitsplatz eingegangen.

2.1 Psychische Belastungen am Arbeitsplatz

In diesem Kapitel wird nun auf die vier möglichen Risikokategorien für psychische Belastungen am Arbeitsplatz eingegangen.

Arbeitsaufgabe und Arbeitsinhalt

Bei der Arbeitsintensität wird differenziert zwischen qualitativer und quantitativer Über- bzw. Unterforderung. Qualitative Unterforderung entsteht häufig bei anspruchslosen Aufgaben. Es kommt zur Diskrepanz zwischen der Qualifikation des Mitarbeiters und den Anforderungen. Qualitative Überforderung hingegen entsteht, wenn die Anforderungen an einen Mitarbeiter zu schwierig, komplex oder widersprüchlich sind. Bei quantitativer Unterforderung ist zu wenig Arbeit vorhanden, sodass es zu Langeweile kommt. Quantitative Überforderung bedeutet hingegen ein zu großes Arbeitspensum im Rahmen der Möglichkeiten. In Verbindung mit einem geringen zeitlichen Spielraum kommt es zu Stress, da die Arbeit nicht zu schaffen ist (Riechert 2015). Vor allem in sozialen Berufen und Pflegeberufen ist die emotionale Inanspruchnahme ein Risikofaktor. Zu den zeitlich knappen Mitteln kommt die emotionale Belastung durch Leid, Schmerz und Tod. Weitere Faktoren sind die Variabilität (Abwechslungsreichtum verhindert Monotonie), die Vollständigkeit (eine Aufgabe ist vollständig, wenn der Mitarbeiter nicht nur ausführt, sondern auch plant, organisiert und kontrolliert) und die Qualifikation (Kompetenzen, die für die Durchführung erforderlich sind. Ein Ungleichgewicht zwischen Anforderungen und Kompetenzen gilt als psychischer

Belastungsfaktor). Eine weitere wichtige Rolle des Arbeitsinhaltes spielt der Handlungs- und Entscheidungsspielraum. Er bestimmt den Grad der Autonomie, und damit die Möglichkeit mitzuwirken, und Einfluss auf das Arbeitsgeschehen zu nehmen. Dieses Thema wird in Kapitel 3 tiefergreifender erklärt (Treier 2019).

Arbeitsorganisation

Dazu zählen Arbeitsaufgaben, die nach den Vorgaben nicht in der entsprechenden Zeit oder der geforderten Qualität umzusetzen sind, sowie wechselnde Arbeitsmengen, die variieren und dadurch nicht planbar sind. Ebenfalls als belastend werden Arbeitsunterbrechungen empfunden, die die Aufmerksamkeit und Konzentration negativ beeinflussen. Dies ist besonders bei risikoreichen Tätigkeiten gefährlich. Oft fehlen zudem störungsfreie Arbeitszeiten, um sich der Erledigung der Kernaufgaben zu widmen. Als besonders belastend gelten Schichtarbeit, geteilte Dienste und fehlende Pausen, sowie für die innere Uhr ungünstige Arbeitszeiten. Die Gestaltung der Erholungszeiten und die Abstimmung der Arbeits- und Lebenszeit ist daher besonders wichtig, wird aber häufig vernachlässigt. Auswirken können sich auch Informationsmängel, denn zu viele oder zu wenige Informationen wirken sich negativ aus, ebenso auch nicht rechtzeitig verfügbare oder veraltete Informationen. Gleichzeitig kann es sich belastend auswirken, wenn Ziele unklar oder widersprüchlich formuliert werden, sowie Zuständigkeiten nicht eindeutig sind. Dies führt häufig zu Stress durch unklare Rollen. Zusätzlich gelten hohe Bürokratie, wechselnde Einsatzorte, Dienstreisen und isoliertes Arbeiten als belastend (Treier 2019).

Arbeitsumgebung

Dazu zählen die Arbeitsmittel wie ungeeignete Werkzeuge oder schlechte Softwaregestaltung, aber auch die Arbeitsplatzgestaltung, die sich u.a. zusammensetzt aus der Raumgröße, der Bewegungsfreiheit und den Möglichkeiten zum ergonomischen Arbeiten. Bei einigen Berufen besteht zudem eine Belastung durch das Einatmen von Stäuben, Geruchsbelästigungen oder Lärm, die sich nicht nur physisch, sondern auch auf die Psyche auswirken. Auch belastend sind der Umgang mit Gefahrstoffen, schwer einsehbare Maschinen oder Berufe, in denen das Unfallrisiko hoch ist (Riechert 2015).

Soziale Beziehungen

Als belastend gelten hierbei z.B. die Diskriminierung wegen des Geschlechts, Alters oder Ethnie aber auch Konflikte mit Kollegen oder Führungspersonen. Diese Konflikte können auch in Mobbing enden. Zusätzlich problematisch kann es sein, wenn die Wert- und Normvorstellungen des Unternehmens nicht den eigenen Verhaltens- und Denkmustern entsprechen. Ein weiterer wichtiger Faktor ist die Unterstützung. Wenn seitens der Führungskräfte keine Resonanz bezüglich der Arbeitsleistung gegeben wird und gleichzeitig die Unterstützung von Kollegen ausbleibt, fehlt eine wichtige soziale Ressource, die häufig als Puffer zwischen Belastung und Beanspruchung gilt. Ein großer Teil psychischer Fehlbelastungen entsteht aus dem Feld der zwischenmenschlichen Beziehungen und der Kommunikation miteinander. Vor allem das Führungsverhalten wird dabei häufig als schwerwiegende Belastungsform angesehen. Problematisch ist zudem ein schlechtes Betriebsklima, welches durch fehlende Werte und Leitbilder, mangelnde Fairness, fehlendem Gemeinschaftsgefühl und ungenügender Anerkennung geprägt ist. Das Thema der Bedeutung sozialer Unterstützung bei der Arbeit wird in Kapitel 4.1. ausführlich erläutert (Riechert 2015).

Der aktuelle Wandel in der Arbeitswelt zur Flexibilisierung und Digitalisierung bringt viele Chancen aber auch Risiken für das Belastungserleben der Mitarbeiter. Immer öfter kommt es zur Entgrenzung der Arbeit und zur Auflösung etablierter Strukturen. Einige damit einhergehende Veränderungen sind ständige Erreichbarkeit, flexible Erwerbsformen oder Home Office. Neben den positiven Effekten kann eine mögliche Gefahr ein gesundheitskritisches oder selbstgefährdendes Verhalten sein, wie z.B. krank zur Arbeit zu erscheinen oder auf Erholung zu verzichten (Badura, Ducki, Schröder, Klose, Meyer 2012). Die TKK fand 2016 heraus, dass 64 % der Befragten aufgrund ihres Berufes an erhöhtem Stress litten (Techniker Krankenkasse 2016). Die langfristigen Folgen von psychischen Belastungen am Arbeitsplatz sind dabei nicht nur ein Problem für die betroffene Person selbst, sondern auch für das Unternehmen in dem sie arbeitet. Denn nicht nur Erkrankungen haben Einfluss auf die Qualität der Arbeit, sondern auch das Wohlbefinden. Mitarbeiter mit gesundheitlichen Problemen sind zwar häufig bei der Arbeit anwesend, fühlen sich jedoch unwohl. Dann sind eine geringere Konzentrationsfähigkeit, Fehler und häufige Pausen die Folge. Im weiteren Verlauf kommt es zu Fehlzeiten, die Mehrbelastung für die anwesenden Mitarbeiter, Produktionsausfälle, erschwerte Planung und unbesetzte Arbeitsplätze bedeuten. (Joiko et al. 2010). Nach den psychischen Belastungen am Arbeitsplatz wird es im nun folgenden Unterkapitel um die daraus entstehenden psychischen Beanspruchungen gehen.

2.2 Psychische Beanspruchungen

Die unmittelbaren Auswirkungen psychischer oder physischer Belastungen auf den Menschen werden psychische Beanspruchung genannt (Struhs-Wehr 2017). Auftretende Beanspruchungen sind nicht immer schädlich. Es hängt von den persönlichen Ressourcen des Individuums ab, wann Beanspruchungen als bedrohlich empfunden werden. Werden die Ressourcen zu stark beansprucht, kommt es zu einer Fehlbeanspruchung (Neuner 2019). Gleiche Belastungen können somit zu unterschiedlichen Beanspruchungen führen je nach Intensität und Dauer der Belastung, Grad der Bekanntheit der Belastung, der Vorhersagbar- und Kontrollierbarkeit, der Transparenz der Situation, des vorhandenen sozialen Netzwerkes und der individuellen Merkmale eines Menschen (Poppelreuter und Mierke 2012; Struhs-Wehr 2017). Durch eine kurzfristige, erwünschte Beanspruchung kann es zur Weiterentwicklung der körperlichen und geistigen Fähigkeiten, zu Wohlbefinden und zu Gesunderhaltung kommen. Gleichzeitig kann eine kurzfristige, beeinträchtigende Beanspruchung weitreichende gesundheitliche Folgen haben (Joiko et al. 2010). Zu den wichtigsten psychischen Beanspruchungen gehören, psychische Ermüdung, ermüdungsähnliche Zustände und Stress.

Psychische Ermüdung

Unter psychischer Ermüdung versteht sich ein eher vorübergehender Zustand der Beeinträchtigung physischer und psychischer Leistungsfähigkeit. Trotz konstanter Belastungen kommt es zu einer Zunahme der Beanspruchung. Folglich kommt es zu Müdigkeitsempfindungen und Einschränkungen der Konzentration und Aufmerksamkeit. Das Ausmaß der Ermüdung richtet sich dabei nach der vorangegangenen Intensität und Dauer der Belastung. Es kann eine Spirale ausgeprägter, tiefer Erschöpfung entstehen, indem Personen z.B. merken, dass ihr Arbeitstempo nachlässt, sie Fehler machen und versuchen Anstrengungen zu unternehmen, die an sie gerichteten Anforderungen zu erfüllen. Psychische Ermüdung tritt häufig in Folge von Zeitdruck oder zu hohen, komplexen Arbeitsanforderungen auf. Weitere Einflüsse sind dauerhafte Überforderung und Anforderungen ohne Entscheidungsspielraum. Kommt es zu chronischer Erschöpfung und Ermüdung können Niedergeschlagenheit, Verlust der Lebensfreude, Schlafstörungen und pessimistischen Sichtweisen entstehen (Riechert 2015). Generell ist psychische Ermüdung ein reversibler Vorgang. Um die Leistungsfähigkeit wieder herzustellen, ist eine Phase geringer Belastung bzw. Erholung notwendig (Schlick, Luczak, Bruder 2010).

Ermüdungsähnliche Zustände

Ermüdungsähnliche Zustände setzen sich aus Monotonie, herabgesetzter Wachsamkeit und psychischer Sättigung zusammen. Diese Zustände kommen häufig in abwechslungsarmen Arbeitssituationen vor, in denen viel Routine herrscht (Riechert 2015). Monotonie geht dabei mit einer herabgesetzten Aktivierung einher, die durch eintönige Arbeitsläufe, die sich ständig wiederholen, hervorgerufen wird aber auch durch isoliertes, alleiniges Arbeiten, sowie mangelnde soziale Interaktion. Das führt zu Leistungsabnahme und verminderter Konzentration. Gleichzeitig kommt es häufig zu Schläfrig- und Müdigkeit. (Joiko et al. 2010). Früher wurde Monotonie hauptsächlich mit Fließbandarbeit assoziiert. Heute steht es für Aufgaben, die kein vollständiges Lösen von der Tätigkeit ermöglichen, andererseits aber auch keine Möglichkeit zur gedanklichen Auseinandersetzung mit der Tätigkeit gewähren (Richter und Hacker 2017). Herabgesetzte Wachsamkeit entsteht bei abwechslungsarmen Beobachtungstätigkeiten, bei denen Instrumente und Messgeräte beobachtet werden müssen (z.B. Radarüberwachungen). Es kann zu verminderter Wachsamkeit und Reaktionsbereitschaft kommen. Psychische Sättigung ist hingegen ein Zustand innerer Ablehnung und Widerwillen gegenüber immer gleicher Abläufe, was Frustration und Ärger auslöst und zu Leistungsminderung und Rückzug führt (Riechert 2015). Es kommt zu Gefühlen des Nicht-vorankommens und des Auf-der-Stelle-tretens. Im Unterschied zur psychischen Ermüdung verschwinden ermüdungsähnliche Zustände direkt bei einem Wechsel der Tätigkeit (Schuler und Moser 2014).

Stress

Der Begriff „Stress" bedeutet technisch-physikalisch Druck, Belastung oder Spannung. Medizinisch definiert bezeichnet Stress einen Zustand des Organismus, der durch bestimmte körperliche Prozesse wie z.B. Blutdrucksteigerungen gekennzeichnet ist und durch unterschiedliche Reize hervorgerufen wird (Keim 2016). Stress ist grundsätzlich nicht negativ, denn er treibt die Entwicklung des eigenen Organismus voran. Wird der Stress als motivierend, aktivierend und anregend empfunden, geht es um Eustress. Dabei wird der Stress als eine Herausforderung gesehen und auf die Phase der Anstrengung folgen Phasen der Erholung. Hält der Stress jedoch länger an und wird als bedrohlich, kritisch und unausweichlich wahrgenommen, sodass Betroffene das Gefühl haben Aufgaben nicht mehr adäquat bewältigen zu können, kommt es zu Distress (Selye 1936). Dabei wird der Stress mit Unruhe, Nervosität, Anspannung und

Misserfolgserwartungen in Verbindung gebracht. Stressoren stellen in diesem Zusammenhang bestimmte Reize dar, die aufgrund ihrer Intensität und Dauer Anpassungsleistungen der Person erfordern, die diese an ihre Grenzen bringen. Meist werden Stressoren durch Umweltbedingungen wie physikalische und biologische Bedingungen (Hitze, Kälte) und soziale Bedingungen (Gewalt, sozialer Ausschluss) ausgelöst (Siegrist 2015). Stressoren lassen sich aus soziologischer Sicht in drei Ebenen unterscheiden. Ebene I bezeichnet chronische Stressoren, die sich aus sozialen und gesellschaftlichen Bedingungen ergeben z.b. Wohndichte oder wirtschaftliche Not. Stressoren der Ebene II stellen wichtige, kritische Lebensereignisse dar, die für die betreffende Person eine starke Belastung bedeuten z.b. Heirat, Scheidung oder Tod. Stressoren der Ebene III sind tägliche Ereignisse wie z.b. unfreundliche Vorgesetzte, Mangel an Anerkennung, Unzufriedenheit mit der täglichen Arbeit oder zu geringer sozialer Rückhalt (Anderson 1991).

Ob Stress die eigene Anpassungsleistung übersteigt, hängt vor allem von dem eigenen Adaptions- und Kompensationsvermögens ab (Siegrist 2015). Die Anpassungsreaktion eines Menschen ist die Stressreaktion. Wie stark und anhaltend die Stressreaktion ist und die Gesundheit gefährdet, hängt zum einen von den Merkmalen der Stressoren und zum anderen von der betroffenen Person selbst ab (Struhs-Wehr 2017). Stresszustände engen dabei die Wahrnehmung sowie das Denk- und Reaktionsvermögen ein, führen zu überhastetem Arbeitstempo und erhöhter Fehlerhäufigkeit (Riechert 2015). Körperlich erkennbar werden kurzfristige Stresszustände u.a. durch einen trockenen Mund, eine Erweiterung der Bronchien, eine erhöhte Muskelspannung, einen erhöhten Blutdruck, Schwitzen oder kalte Hände und Füße (Struhs-Wehr 2017). Für die Entstehung von Stresszuständen ist ein Missverhältnis zwischen den Anforderungen (z.B. bei der Arbeit) und der Befürchtung, diesen nicht gewachsen zu sein, grundlegend. Die korrekte Erfüllung der Aufgabe ist für den Betroffenen besonders wichtig. Die subjektive Bewertung spielt daher eine entscheidende Rolle bei der Entstehung von Stress. Es geht einerseits um die Einschätzung der Situation und andererseits um die eigenen Bewältigungsmöglichkeiten (Metz und Rothe 2017). Neben Stressoren und der ausgelösten Stressreaktion sind Stressverstärker die dritte Komponente im Stressgeschehen. Das sind persönliche Motivatoren, Muster und Glaubenssätze des Individuums, die zwischen Stressoren und Stressreaktion vermitteln und darüber entscheiden, wie ausgeprägt eine Stressreaktion auftritt (Kahler 2010). Dazu zählen:

- Perfektionismus, da nur absolute Fehlerlosigkeit zu Anerkennung führt
- Beliebtheit, denn Zugehörigkeit kann nur erfahren werden, wenn eigenen Bedürfnisse hintenangestellt werden und sich um die Belange Anderer gekümmert wird
- Stärke, da Unabhängigkeit und Selbstbestimmtheit wichtig sind, um die Kontrolle zu behalten
- Schnelligkeit, da keine Zeit vergeudet werden darf, wenn etwas geschafft werden soll
- Ehrgeiz, denn nur harte Arbeit ist wirklich wertvoll.

Diese Motive steuern unbewusst das Verhalten und Erleben eines Menschen und können unreflektiert als Stressverstärker wirken (Kahler 2010). Folgt auf eine Hochleistungsphase keine Entspannung in denen Stresshormone abgebaut werden können, bleiben diese im Körper zurück. Der Körper befindet sich dann in einer ständigen Widerstandsbereitschaft und stellt sich mehr und mehr auf ein Leben mit hoher Belastung ein. Der Körper versucht mit erhöhtem Energieaufwand das innere Gleichgewicht wiederherzustellen. Bei chronischem Stress oder schnell aufeinander folgenden Stressoren verliert der Körper daher seine Regulationsfähigkeit. Es wird dann immer schwerer, in einen Ruhemodus zurückzukehren und Regeneration zu ermöglichen (Struhs-Wehr 2017). Der Körper kann daher eine gewisse Zeit mit Stress zurechtkommen, langfristig kann es jedoch zu gesundheitlichen Schäden kommen. Chronischer Stress gilt daher als gefährlichste Folge psychischer Fehlbelastungen (Riechert 2015).

Laut der DEGS1 Studie gaben 13,9 % der Frauen und 8,2 % der Männer eine überdurchschnittliche Stressbelastung an. Es zeigte sich zudem, dass mit steigender Stressbelastung auch die Zahl der Beeinträchtigungen zunahm. Zudem konnte die Stressbelastung mit dem sozioökonomischen Status in Verbindung gebracht werden. Personen mit niedrigem sozioökonomischen Status fühlten sich häufiger gestresst (17,3 %) als solche mit hohem sozioökonomischen Status (7,6 %). Des Weiteren spielt die soziale Unterstützung bei Stressbelastungen eine Rolle. Bei geringer sozialer Unterstützung lag die Stressbelastung bei 26,2 %, bei hoher sozialer Unterstützung nur bei 7 % (Hapke, Maske, Scheidt-Nave, Bode, Schlack, Busch 2013). Die Techniker Krankenkasse ermittelte 2016 zudem, dass unter 1500 Befragten 23% häufig oder manchmal gestresst waren. Fast jeder dritte mit subjektiv weniger gutem Gesundheitszustand war häufig gestresst. Mehr als 50% der Befragten mit beeinträchtigter psychischer Gesundheit fühlte sich gestresst und knapp 20% der gesunden Befragten (Techniker Krankenkasse 2016). Nach den psychischen Beanspruchungen wird nun auf die daraus folgenden Beanspruchungsfolgen eingegangen.

2.3 Folgen psychischer Beanspruchung

Lässt sich eine psychische Fehlbeanspruchung nicht mehr abwehren, können schwerwiegende gesundheitsbeeinträchtigende Veränderungen auftreten (Struhs-Wehr 2017). Jede Belastungsform führt zu speziellen Beanspruchungsreaktionen des Körpers (Luick 2014), bevor es jedoch zu schwerwiegenden Schäden kommt, können erste Veränderungen der betroffenen Person beobachtet werden. Im Arbeitsverhalten zeigen sich vermehrte Fehlzeiten, unentschuldigtes Fehlen oder Unpünktlichkeit ohne erkennbaren Grund. Zudem kann es zu vermindertem Durchsetzungsvermögen und gehäuften Arbeitsunterbrechungen sowie vermehrten Pausen kommen. Bei dem Leistungsverhalten fallen Leistungsschwankungen oder -minderungen auf sowie ein verringertes Arbeitstempo und nachlassende Arbeitsqualität (Riechert 2015). Zusätzlich kann es zu gesteigerter Unsicherheit bei Routinetätigkeiten, Unzuverlässigkeit oder dem Vermeiden bestimmter Tätigkeiten (Kundenkontakt) kommen. Im Sozialverhalten kommt es häufig zu einem sozialen Rückzug, Empfindsamkeit oder starkem Misstrauen. Gleichzeitig können innere Abwesenheit, Konflikte mit Kollegen oder distanzlose Verhaltensweisen auftreten. Ebenfalls treten Veränderungen in den Gefühlsäußerungen auf. Es kommt zu Gereiztheit, Resignation, Ängsten, Erschöpfung oder Minderwertigkeitsgefühlen. Körperliche Veränderungen können hingegen Schwitzen, Angespanntheit, Veränderungen der Körperhaltung oder sichtbare Selbstverletzungen sein. Zuletzt können auch Veränderungen im Alltagsleben bemerkt werden. Dazu zählen die Vernachlässigung der persönlichen Hygiene, ein ungepflegtes Äußeres oder auch auffälliger Alkoholkonsum. Die Entstehung dieser Verhaltensänderungen ist ein langsamer und schleichender Prozess. Wird jedoch nicht rechtzeitig reagiert und gegengesteuert, können körperliche oder seelische Störungen die Folgen sein. Bis es zu schweren gesundheitlichen Einschränkungen kommt, können Monate oder Jahre vergehen (Riechert 2015).

Physische Folgen

Im Gehirn kann es infolge psychischer Fehlbelastungen durch chronischen Stress zu verminderter kognitiver Leistung oder Hirninfarkt kommen. Ebenfalls wird das Herz-Kreislauf-System belastet, sodass ein Herzinfarkt, Hypertonie,

Arteriosklerose oder koronare Herzerkrankungen auftreten können. Im Bereich des Verdauungstraktes kann es zu Störungen oder Magen-Darm Geschwüren kommen. Auch das Immunsystem wird belastet, sodass es zu eingeschränkter Immunkompetenz gegenüber Einflüssen von außen kommt (z.B. Infektionskrankheiten) oder zu einer übersteigerten Immunreaktion was Allergien auslösen kann. Im Bereich der Sinnesorgane treten ein erhöhter Augeninnendruck, Ohrgeräusche, Tinnitus oder Hörstürze auf. Die Muskulatur reagiert mit Kopfschmerzen und Rückenschmerzen. Gleichzeitig kann der Stoffwechsel aus dem Gleichgewicht geraten durch einen erhöhten Blutzucker- oder Cholesterinspiegel. Zusätzlich kann es zu verringerter Schmerztoleranz oder erhöhtem Schmerzempfinden kommen. Weitere Folgen können ein Libidoverlust, eine Störung des Zyklus oder Infertilität sein (Kaluza 2015).

Chronischer Stress und Krankheitsfolgen	
Gehirn	Einschränkung der kognitiven Leistungsfähigkeit und der Gedächtnisfunktionen
	Hirninfarkt
	Depression
Herz-Kreislauf	Essenzielle Hypertonie
	Arteriosklerose
	Koronare Herzerkrankungen
	Herzinfarkt
Sinnesorgane	Erhöhter Augeninnendruck
	Ohrgeräusche, Tinnitus, Hörstürze
Muskulatur	Kopf- und Rückenschmerzen
	Weichteilrheumatismus
Verdauungsorgane	Störungen der Verdauung
	Magen-Darm-Geschwüre
Stoffwechsel	Erhöhter Blutzuckerspiegel/Diabetes
	Erhöhter Cholesterinspiegel
Immunsystem	Verminderte Immunkompetenz gegenüber pathologischen Einflüssen von außen (Infektionserkrankungen, Aids)
	Übersteigerte Immunreaktionen gegenüber Einflüssen von außen (Allergien)
Schmerz	Verringerte Schmerztoleranz
	Erhöhtes Schmerzerleben

Chronischer Stress und Krankheitsfolgen	
Sexualität	Libidoverlust
	Zyklusstörungen
	Impotenz
	Infertilität
Eigene Darstellung nach Kaluza 2015	

Tabelle 1: Chronischer Stress und Krankheitsfolgen

Psychische Folgen

Häufig kommt es infolge psychischer Fehlbeanspruchung auch zu psychosomatischen Beschwerden. Dies sind körperliche Beschwerden, bei denen keine organische Ursache gefunden werden kann. Sie machen einen großen Teil der langfristigen Fehlzeiten aus. Die Patienten leiden unter körperlichen Symptomen und beharren auf körperliche Untersuchungen, die jedoch keine Ergebnisse bringen. Dass es sich dabei um eine psychische Erkrankung handelt, wird meistens lange geleugnet oder von den Ärzten zu spät erkannt (Riechert 2015). Zusätzlich werden viele psychische Störungen aus Unkenntnis generell lange nicht behandelt. Häufig wird von einer Dauer von fünf bis sieben Jahren gesprochen bis es zur Diagnose kommt. Die Folgen sind häufig lange Arbeitsunfähigkeiten, Verschlimmerungen der Erkrankung, chronische Verläufe, sowie eine starke Belastung des Einzelnen und seines Umfelds (Riechert 2015). Unter den psychischen Erkrankungen wurden vor allem Depressionen und Burnout mit psychischen Fehlbeanspruchungen in Verbindung gebracht und als arbeitsassoziiert nachgewiesen (Hapke et al. 2013). Sie werden daher im Folgenden kurz erläutert.

Depressionen

Bei Depressionen handelt es sich um Störungen, die sich auf das Gemüt und das Gefühlsleben sowie die Energie und den Antrieb auswirken. Laut ICD 10 F32 leiden Patienten mit depressiver Episode „Bei den typischen leichten (F32.0), mittelgradigen (F32.1) oder schweren (F32.2 und F32.3) Episoden [leidet der betroffene Patient] unter einer gedrückten Stimmung und einer Verminderung von Antrieb und Aktivität. Die Fähigkeit zu Freude, das Interesse und die Konzentration sind vermindert. Ausgeprägte Müdigkeit kann nach jeder kleinsten Anstrengung auftreten. Der Schlaf ist meist gestört, der Appetit vermindert. Selbstwertgefühl und Selbstvertrauen sind fast immer beeinträchtigt. Sogar bei der leichten Form kommen Schuldgefühle oder Gedanken über eigene Wertlosigkeit vor. Die gedrückte Stimmung verändert sich von Tag zu Tag wenig, reagiert nicht auf Lebensumstände und kann von so genannten "somatischen" Symptomen begleitet werden, wie Interessenverlust oder Verlust der Freude, Früherwachen, Morgentief, deutliche psychomotorische Hemmung, Agitiertheit, Appetitverlust, Gewichtsverlust und Libidoverlust. Abhängig von Anzahl und Schwere der Symptome ist eine depressive Episode als leicht, mittelgradig oder schwer zu bezeichnen." (Deutsches Institut für Medizinische Dokumentation und Information (DIMDI) 2018, S. 170). Körperlich fühlen sich Menschen mit einer Depression schlapp, energie- oder kraftlos. Das Verrichten alltäglicher Aufgaben fällt schwer und das Pflegen sozialer Kontakte ist mühsam oder nicht möglich. Bei der Arbeit zeigen sich Konzentrationsprobleme, Leistungsabfälle und Überforderung (Riechert 2015).

Burnout-Syndrom

Burnout bedeutet wörtlich übersetzt „ausbrennen" und ist eine Folge von Stress am Arbeitsplatz. Es ist ein Zustand totaler körperlicher und seelischer Erschöpfung, der sich schleichend aufbaut. Es kommt zum Verlust der Fähigkeit, sich zu erholen oder zu regenerieren. Betroffene sind häufig gereizt und ungeduldig und vernachlässigen soziale Beziehungen. Die eigenen Grenzen werden überschritten. Es kommt zu sozialer Isolation und einem Ignorieren der Warnsignale bis zum völligen körperlichen und seelischen Zusammenbruch (Riechert 2015). Das Burnout-Syndrom verläuft häufig in Phasen. Zunächst kommt es zu einem übersteigerten Ehrgeiz, der irgendwann in der Vernachlässigung eigener Bedürfnisse endet. Die Überarbeitung wird geleugnet und im späteren Verlauf werden Verhaltensänderungen sichtbar. Am Ende treten bei Betroffenen häufig Angstgefühle auf und es kommt zu Desinteresse und dem Gefühl der Nutzlosigkeit. Letztlich kommt es zur völligen Erschöpfung, die lebensbedrohlich sein kann (Burisch 2006).

Laut der DEGS1 Studie zeigen Personen, die unter chronischem Stress leiden, häufiger Depressionen, Burnout oder Schlafstörungen als Menschen ohne starke Belastungen durch Stress. Dies ist sowohl bei Frauen als auch bei Männern zu beobachten. Mehr als jeder zweite Erwachsene, der unter einer Depression litt, fühlte sich chronisch gestresst (53,7 %), bei Burnout-Patienten war es ca. jede zweite Person (45,9 %), sowie jeder fünfte bei Personen mit Schlafstörungen (22,1 %). Zudem nahmen Beeinträchtigungen durch Burnout, Depressionen oder Schlafstörungen mit steigender Stressbelastung zu. Personen mit unterdurchschnittlich oder durchschnittlicher Stressbelastung waren zu 16,4 %

von den Beeinträchtigungen betroffen, Personen mit starker Stressbelastung hingegen mit 61,1 %. Mit steigender Stressbelastung kann es zudem zu Mehrfachbelastungen durch zwei oder drei psychische Beeinträchtigungen kommen (Hapke et al. 2013). Insgesamt ist der Anstieg der Fehltage durch psychische Erkrankungen die auffälligste Entwicklung in den letzten Jahren. Laut DAK Gesundheitsbericht stiegen die Zahlen seit 2006 konstant an (DAK 2019). Laut Fehlzeiten Report 2017 stieg die Zahl psychischer Erkrankungen seit 2005 um 79,3 % an. Zudem sind psychische Erkrankungen mit längeren Ausfallzeiten (Tage/Fall) verbunden als somatische Erkrankungen. Die Ausfallzeit betrug 2016 bei psychischen Erkrankungen 25,7 Tage bei somatischen Erkrankungen nur 11,7 Tage (Badura, Ducki, Schröder, Klose, Meyer, 2017b). 2018 gab es erstmals einen Rückgang der Fehltage. Mit 236 Fehltagen pro 100 Versichertenjahre waren es 5,6 % weniger als im Vorjahr. Zu den häufigsten fünf psychischen Erkrankungen zählten depressiven Episoden (64,9 Fehltage pro 100 Versichertenjahre), gefolgt von Reaktionen auf schwere Belastungen und Anpassungsstörungen (51,4 Fehltage pro 100 Versichertenjahre), sowie anderen neurotischen Störungen (23,4 Fehltage pro 100 Versichertenjahre), somatoformen Störungen (17,1 Fehltagen pro 100 Versichertenjahre) und Angststörungen (15,9 Fehltage pro 100 Versichertenjahre) (DAK 2019).

3. Handlungs- und Entscheidungsspielraum

Der Handlungs- und Entscheidungsspielraum beschreibt allgemein inwieweit sich die Arbeitstätigkeit beeinflussen lässt und Beschäftigte selbständig Entscheidungen treffen können. Es geht dabei um den Grad der Autonomie und somit um die Möglichkeit, Einfluss auf die Arbeit zu nehmen. Handlungsspielraum fehlt dementsprechend, wenn Mitarbeiter streng kontrolliert werden, keine eigenen Ziele verfolgt werden können, es kein Mitspracherecht gibt, die Arbeitszeiten starr und unflexibel sind, keine eigenen Entscheidungen getroffen werden können und Arbeitsläufe bis ins kleinste Detail vorgegeben werden (Treier 2019). Um von guter Arbeit zu sprechen, soll die Tätigkeit frei von Hindernissen sein, die das Wohlergehen und die Gesundheit der Beschäftigten körperlich oder seelisch schädigen. Das bedeutet auch, dass Beschäftigte über ein gewisses Maß an Kontrolle und Gestaltungsspielraum verfügen müssen, damit sie ihre Fähigkeiten realisieren und weiter entwickeln können (Siegrist 2015). Wichtig ist jedoch, dass der Entscheidungsspielraum erst dann zur Ressource wird, wenn der Beschäftigte die Freiheitsgrade erkennt und diese zur Optimierung seiner Arbeitsweise nutzt (Metz und Rothe 2017).

Laut der Handlungsregulationstheorie von Hacker und Sachse spielen Handlungen eine entscheidende Rolle, denn sie stellen selbständige, abgrenzbare Elemente einer Tätigkeit dar. Die sequenzielle Handlungsregulation beschreibt einen zyklisch verlaufenden Prozess. Dieser beginnt mit der Phase des Richtens. Dabei geht es um das Entwerfen eines Ziels zur Vorwegnahme der Ergebnisse. Anschließend müssen relevante Informationen erkannt und verarbeitet werden (Phase des Orientierens), sowie Strategien und Pläne entwickelt werden (Phase des Entwerfens). In der Phase des Entscheidens wird eine Vorgehensweise ausgewählt und die Handlung vollzogen. In der letzten Phase (Kontrollieren) wird während der Ausführung der Ist- und der Zielzustand verglichen. Durchläuft ein Beschäftigter alle Phasen nennt man dies sequenzielle Vollständigkeit. Hierarchische Vollständigkeit wird hingegen durch drei verschiedene Ebenen der internen Regulation erreicht. Die sensomotorische Ebene koordiniert grundlegende Handlungsschritte und Bewegungen, die perzeptiv-begriffliche Ebene beschreibt die Steuerung von Handlungsentwürfen und die intellektuelle Ebene dient zur Verarbeitung komplexer intellektueller Prozesse. Wenn ein Beschäftigter alle drei Ebenen zur Regulation der Arbeitstätigkeit aktiviert und den Zyklus zur Organisation einer Arbeitstätigkeit vollständig durchläuft, wird von einer vollständigen Tätigkeit gesprochen (Hacker und Sachse 2014).

Häufig gibt es verschiedene Möglichkeiten zur Erledigung einer Arbeitsaufgabe bzw. Erreichen eines Ergebnisses. Diese Möglichkeiten zum unterschiedlichen Handeln werden als Freiheitsgrade oder Tätigkeitsspielraum bezeichnet (Hacker und Sachse 2014). Dabei werden verschiedene Freiheitsgrade unterschieden und zwar für selbständige Zielstellungen oder Vornahmen, Mengenvornahmen je Zeiteinheit, für die Festlegung zur Abfolge von Teiltätigkeiten und Vorgehensweisen sowie für Ergebniseigenschaften (Hacker und Sachse 2014, S. 83). Für die Gestaltung von Tätigkeiten ist der Unterschied zwischen Auswahl und Entscheidung wichtig. So geben Freiheitsgrade die Möglichkeit zu selbständigen Entscheidungen, trotzdem entspricht nicht jede Auswahl einer Entscheidung. So können Mitarbeiter in der Produktion fehlerhafte Ware zwar aussortieren, sie entscheiden jedoch nicht nach welchen Kriterien die Ware als fehlerhaft bezeichnet wird. Eine Entscheidung für eine bestimmte Arbeitsweise ist also nur dann möglich, wenn Freiheitsgrade vorliegen (Hacker und Sachse 2014). Tätigkeitsspielräume sind daher essentiell für eine vollständige Arbeitstätigkeit und werden von Hacker und Sachse definiert als „Gesamtheit der Entscheidungsmöglichkeiten für selbständige Zielsetzung im auftragsgerechten Handeln im Sinne der Beeinflussbarkeit (control) der eigenen Tätigkeiten und ihrer Ausführungsbedingungen auf der Grundlage von Durchschaubarkeit der Arbeitssituation und der Vorhersehbarkeit von Anforderungen" (Hacker und Sachse 2014, S. 86).

Arbeitsbedingter Stress entsteht daher nicht nur wenn Anforderungen und Arbeitsdruck die eigenen Fähigkeiten übersteigen, sondern auch wenn die Teilhabe an Entscheidungsfindung und -kontrolle fehlt (Leka und Jain 2010). Arbeitsstress und Burnout wurde lange als „Managerkrankheit" bezeichnet und vor allem Personen in Führungspositionen zugeschrieben. Dies ist jedoch nicht haltbar, da vor allem ein niedriger sozioökonomischer Status mit wenig Entscheidungsspielraum als Verstärkung für den Zusammenhang von Arbeitsstress und psychische Erkrankungen gilt. Personen in Führungspositionen haben häufig erheblich mehr Ressourcen, was den Ressourcenzugewinn erleichtert und einen Verlust besser kompensieren lässt (Gündel, Glaser, Angerer 2014).

Um genauer zu erklären welchen Zusammenhang es zwischen den Arbeitsanforderungen und dem Handlungs- und Entscheidungsspielraum gibt, wird das Anforderungs-Kontroll-Modell von Karasek aus den 1970er Jahren im nächsten Kapitel zu Erläuterungen herangezogen.

3.1 Das Anforderungs-Kontroll-Modell nach Karasek

Wie bereits erwähnt stehen Arbeitsbedingungen in direktem Zusammenhang mit der individuellen Gesundheit. Das international sehr bekannte und umfangreich untersuchte Modell psychosozialer Arbeitsbelastungen ist das Anforderungs-Kontroll-Modell, welches von dem amerikanischen Soziologen und Arbeitspsychologen Robert Karasek publiziert wurde und später gemeinsam mit Töres Theorell ausgearbeitet wurde. Karasek setzte sich zunächst mit inkonsistenten Befunden der arbeitsbedingten Stressforschung auseinander, bei denen es um die Unterscheidung zwischen Belastungen bei der Arbeit und den Möglichkeiten auf diese zu reagieren ging. Er zeigte dies anhand einer Studie, bei der Beschäftigte mit unterschiedlichen Hierarchien aber ähnlicher Anforderungen unterschiedliche Zufriedenheit äußerten. Dies erklärte Karasek durch die unterschiedlichen Entscheidungsspielräume, die die Beschäftigten aufwiesen und mit denen eine unterschiedliche Bewältigungsfähigkeit der Anforderungen einher ging. Karasek berücksichtigt daher zwei Dimensionen in seinem Modell und zwar die erlebte Arbeitssituation und die damit einhergehenden Arbeitsanforderungen, die an eine Person gestellt werden, sowie den Handlungs- und Entscheidungsspielraum, der zur Erfüllung der Aufgaben vorhanden ist. Beide Dimensionen können in Abhängigkeit von der Arbeitsaufgabe sowohl hoch als auch niedrig ausgeprägt sein. Ist die Handlungsausführung aufgrund eines geringen Entscheidungsspielraums eingeschränkt, kann es zu psychischer Fehlbeanspruchung kommen (Karasek 1979).

Karasek fand bei seinen Untersuchungen vier Gruppenkonstellationen bezüglich des Entscheidungsspielraums und den psychischen Anforderungen, die in einer Matrix dargestellt werden (Abbildung 2). Die erste Gruppe wird als „passiv" bezeichnet. Dabei geht die Tätigkeit mit einem niedrigem Entscheidungsspielraum einher gleichzeitig sind die psychischen Anforderungen jedoch ebenfalls gering. Dabei entsteht die Stressbelastung durch fremdbestimmtes Arbeiten und der fehlenden Möglichkeit zur Mitgestaltung bei den Arbeitsvorgängen. Beschäftigte reagieren auf die Monotonie mit Demotivation und Verlust von Produktivität. Hoher Entscheidungsspielraum bei niedrigen Anforderungen kennzeichnen den „ruhigen Job". Diese Gruppe wird wissenschaftlich wenig untersucht, denn die Stressbelastung, die psychische Belastung und das Erkrankungsrisiko sind gering. Bei der dritten Gruppe handelt es sich um den „aktiven Job" dabei sind die Arbeitsanforderungen hoch, gleichzeitig ist aber auch ein hoher Entscheidungsspielraum vorhanden. Diese Gruppe weist eine geringe

Stressbelastung auf, da der Stress häufig als positiv erlebt wird, da großer Gestaltungsspielraum bei der Arbeit besteht. Der Stress wird zur Produktivität genutzt. Beschäftigte weisen eine hohe Arbeitszufriedenheit, Weiterentwicklung, Freiheit zur Nutzung eigener Fähigkeiten und eine hohe Arbeitsmotivation auf. Sowohl der aktive als auch der ruhige Job werden als gesundheitsförderlich beschrieben. Als besonders belastete Gruppe gilt hingegen der „stressige Job". Hierbei sind die Arbeitsanforderungen hoch, gleichzeitig ist jedoch nur ein geringer Entscheidungsspielraum vorhanden (z.B. Fließbandarbeit). In chronischer Form können diese Stressbelastungen das Risiko für stressassoziierte Erkrankungen erhöhen und zwar aufgrund der Unfähigkeit angemessene Entspannungsreaktionen, die sich sonst nach Kontrollausübung einstellen, zu erleben. Die hohe Stressbelastung kann dann zu Erschöpfung, Angst, Depressionen und psychischen Erkrankungen führen. Eine dauerhafte Tätigkeit unter diesen Bedingungen kann zudem zu aggressivem Verhalten und sozialem Rückzug führen (Karasek und Theorell 1990). Die Pfeile des Modells zeigen zwei mögliche Extremfälle. Wenn die Anforderungen steigen, der Entscheidungsspielraum jedoch geringer wird, gilt dies als gesundheitlich stark belastend. Diese „Strain Hypothese" ist vielfach untersucht worden und wissenschaftlich bestätigt. In diesem Zusammenhang werden häufig kardiovaskuläre Erkrankungen beschrieben. Wenn der Entscheidungsspielraum hingegen mit den wachsenden Anforderungen zunimmt, so hat dies eine leistungsförderliche Wirkung. Diese „Lernhypothese" wurde bislang nicht so stark untersucht wie die „Strain Hypothese" (Ulich und Wülser 2015).

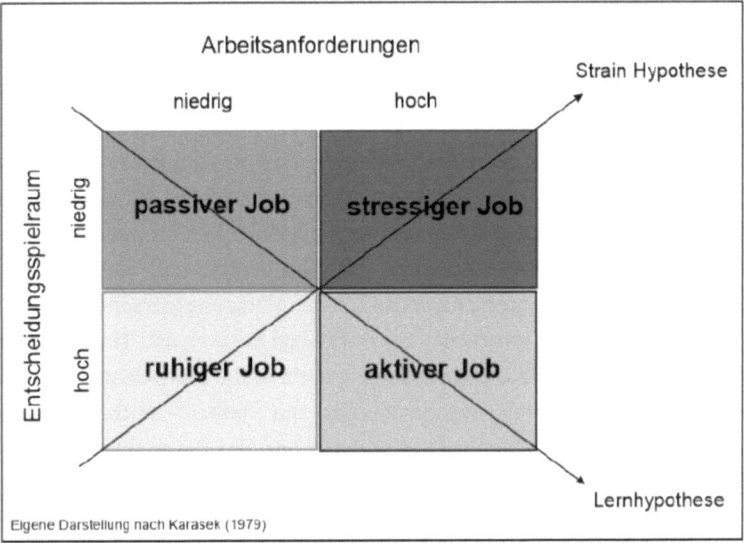

Abbildung 2: Das Anforderungs-Kontroll-Modell

Insgesamt sind mit dem Anforderungs-Kontroll-Modell daher vier Hypothesen verbunden (Osterreich und Volpert 1998, S. 157):

- Ein höherer Entscheidungsspielraum bei der Arbeit begünstigt ein aktives Freizeitverhalten
- Höhere psychische Belastungen bei der Arbeit stellen ein erhöhtes Risiko für die Gesundheit dar.
- Zwar ist mit zunehmender psychischer Belastung das Gesundheitsrisiko generell größer, aber es ist besonders hoch, wenn mit hoher psychischer Arbeitsbelastung zugleich der Entscheidungsspielraum gering ist (stressiger Job).
- Mit hohem Entscheidungsspielraum ist die Freizeit generell aktiver gestaltet, aber Personen sind besonders aktiv, wenn mit hohem Entscheidungsspielraum bei der Arbeit zugleich die psychischen Arbeitsbelastungen hoch sind (aktiver Job)

Laut Karasek wird eine größere Autonomie am Arbeitsplatz mit einem verbesserten Gesundheitszustand in Verbindung gebracht. Die Gesundheit variiert daher mit den Anforderungen der Arbeit und die Beeinträchtigungen sind am stärksten bei einer Kombination aus hohen Anforderungen und geringem Entscheidungsspielraum (Karasek 1979).

Weiterentwicklung des Modells

Angesichts des nachgewiesenen positiven Effekts sozialer Unterstützung auf den Arbeitsstress wurde das Anforderungs-Kontroll-Modell im späteren Verlauf durch die Komponente „support" erweitert. Soziale Unterstützung ist die Möglichkeit während oder nach der Arbeit mit Kollegen und Vorgesetzten zu sprechen oder zu kooperieren. Karasek und Theorell unterscheiden dabei Arbeitsplätze mit und ohne Kommunikations- und Kooperationsmöglichkeiten. Es werden verschiedene Formen sozialer Unterstützung, wie sozioemotional und instrumentell, unterschieden sowie unterschiedliche Quellen (Führungspersonen, Kollegen). Das Merkmal der sozialen Unterstützung wurde von Karasek und Theorell ebenfalls in vier Gruppen eingeteilt. Die erste Gruppe umfasst die „participatory leaders". Dies sind Personen in Führungspositionen mit hohem Mitbestimmungsrecht, Gestaltungs- und Entscheidungsfreiheit und sozialer Unterstützung. Dazu zählen Lehrer, Manager, Therapeuten oder Wissenschaftler. Personen der zweiten Gruppe („cowboy heros") haben ebenfalls eine hohe Entscheidungsfreiheit und Selbstbestimmung aber wenig soziale Unterstützung. Isoliertes Arbeiten als Einzelunternehmer trifft auf diese Berufsgruppe zu (Architekten, Anwälte, Künstler). Die dritte Gruppe wird „isolated prisoner" genannt. Personen dieser Gruppe haben nur einen geringen Entscheidungsspielraum und wenig Gestaltungsmöglichkeiten, sowie geringe soziale Unterstützung. Dazu zählen Callcenter Mitarbeiter oder Fließbandarbeiter. Die letzte Gruppe („obedient comrade") bezeichnet Beschäftigte mit geringer Entscheidungs- und Gestaltungsmöglichkeit bei hoher sozialer Unterstützung. Ihre Tätigkeit ist für ein funktionierendes, gesellschaftliches Zusammenleben relevant. Dazu zählen z.B. Postboten und Lieferanten. Die günstigste Variante ist demnach ein Arbeitsplatz mit hohen Arbeitsanforderungen, hohem Entscheidungsspielraum und hoher sozialer Unterstützung (Karasek und Theorell 1990).

Soziale Unterstützung verhält sich ähnlich wie der Entscheidungsspielraum. Stressfolgen werden abgepuffert, wobei die Unterstützung durch Führungskräfte besonders wichtig ist und die Unterstützung der Kollegen in den Hintergrund rückt. Die wichtigste Unterstützungsform ist dabei die emotionale Unterstützung, was bedeutet, dass Vorgesetzte die Probleme der Mitarbeiter wahrnehmen und auf diese eingehen. Der zweite Effekt ist, dass soziale Unterstützung generell positive Auswirkungen auf die Gesundheit hat, unabhängig davon ob Arbeitsstress besteht oder nicht (Hahn und Dormann 2013). Die zuvor genannten Hypothesen des Anforderungs-Kontroll-Modells lassen sich daher um eine weitere Hypothese ergänzen: „Soziale Unterstützung in der Arbeit vermindert die negative Wirkung der arbeitsbedingten psychischen Belastungen" (Osterreich und Volpert 1998, S. 157).

Grenzen des Modells

Trotz der theoretischen Fundierung und vielfachen empirischen Überprüfung des Anforderungs-Kontroll-Modells wird auch Kritik geäußert. Kritisch anzumerken ist unter anderem, dass ein linearer Zusammenhang zwischen Ausmaß der Anforderungen und dem Entscheidungsspielraum impliziert wird. Damit würden steigende Anforderungen immer durch ein entsprechendes Maß an Entscheidungsspielraum kompensiert werden können. Eindeutig bewiesen und umfassend erforscht werden konnte zudem nur der Zusammenhang zwischen dem „stressige Job" und kardiovaskulären Erkrankungen. Die anderen drei beschriebenen Gruppen sind bisher wenig untersucht worden (Richter und Kirschner 2006). Gleichzeitig werden individuelle Merkmale der Beschäftigten wie Eigenschaften, Fähigkeiten oder Problemlösekompetenz in dem Modell nicht berücksichtigt. Der Arbeitende erhält somit eher eine Objektposition (Metz und Rothe 2017). Ebenfalls unklar ist, ob eine Zunahme des Entscheidungsspielraum negative Auswirkungen von Belastungen minimieren kann, ohne dass diese selbst reduziert werden. Würden die Belastungen unabhängig von dem Entscheidungsspielraum schädlich wirken, würde eine reine Erhöhung des Entscheidungsspielraums nicht ausreichen, ohne gleichzeitig die Belastungen abzubauen (van der Doef und Maes 1999). Weitere Studien deuten darauf hin, dass die puffernde Wirkung des Entscheidungsspielraums nicht unabhängig von Persönlichkeitsmerkmalen zustande kommt. So wurde diese puffernde Wirkung vor allem bei Personen gefunden (Semmer und Udris 2004), die eine hohe Selbstwirksamkeitsüberzeugung (Schaubroeck J. und Merrit 1997) und aktive Problemlösestrategien besaßen (Semmer und Udris 2004). Nachfolgend werden nun besonders belastende Kombinationen im Arbeitsleben aufgeführt.

3.2 Kritische Kombinationen mit hohem Belastungspotenzial

Es gibt nicht nur einzelne Risikofaktoren für psychische Beanspruchungen am Arbeitsplatz. Oft ist es ein Zusammenspiel mehrerer Faktoren oder eine Kombination aus verschiedenen Anforderungen, die sich gegenseitig beeinflussen und so ein hohes Belastungspotenzial beinhalten.

Unter allen Belastungsfaktoren wie fehlender Handlungsspielraum, Verantwortungsumfang und -komplexität, zeitlicher Spielraum und emotionale Belastungen gibt es einige besonders kritische Belastungskombinationen (Tabelle 2).

Kritische Belastungskombinationen										
	Hohes Kooperationserfordernis	Geringer zeitl. Spielraum	Komplexe Anforderungsstrukturen	Große Verantwortung	Arbeitsunterbrechungen	Hohe Konzentrationsanforderungen	Geringer Entscheidungsspielraum	Zeitdruck/Fristen	Soziale Asymmetrie	Emotionale Dissonanz
Hohe Arbeitskomplexität	X	X	X	X						
Hohe Aufgabenvielfalt					X	X				
Geringer zeitlicher Spielraum	X					X	X			
Große Verantwortung							X	X		
Hohe emotionale Belastung									X	X
Eigene Darstellung nach Riechert (2015)										

Tabelle 2: Kritische Belastungskombinationen am Arbeitsplatz

Diese Kombinationen spiegeln sich auch in den 4 Gruppeneinteilungen des zuvor beschriebenen Anforderungs-Kontroll-Modells wider. Insbesondere die Kombination aus geringer Kontrollmöglichkeit und hohem Leistungsdruck gilt als stark belastend. Diese Kombination ist auch deshalb so gefährlich, da die Möglichkeit, bestehende Belastungen durch einen Berufswechsel auszuweichen bzw. zu kompensieren, geringer ist je kleiner der Handlungsspielraum ist. Das heißt je geringer die Ressourcen sind, desto intensiver und länger können Belastungen wirken. Häufig betroffen sind geringqualifizierte und ungelernte Arbeitskräfte. Ungünstigen Belastungskonstellationen auszuweichen ist für diese Beschäftigten auch deshalb so schwierig, da sie nicht nur eine schlechte

Ausgangsqualifikation besitzen, sondern auch seltener fort- und weitergebildet werden, was eine zentrale Voraussetzung für den beruflichen Aufstieg darstellt (Walter 2006). Gleichzeitig kommt es in dieser Berufsgruppe häufiger zu mangelndem Selbstvertrauen, verminderter Problemlösekompetenz, genereller Lebensunzufriedenheit und pessimistischer Zukunftserwartung. Erbrachte Leistungen und Anstrengungen, die sich normalerweise in Bezahlung, Wertschätzung oder Arbeitsplatzsicherheit äußern können, werden häufig als unausgewogen und ungerecht erlebt. Die Folge können Stressreaktionen und Depressionen sein (Siegrist 2015).

Ebenfalls belastend sind Arbeitsverhältnisse in denen es zu emotionaler Dissonanz kommt. Dabei kommt es zu einer Diskrepanz zwischen den persönlich empfundenen Gefühlen und Einstellungen im Inneren und den nach außen ausgedrückten Gefühlen. Das kommt vor allem in kommunikationsintensiven Dienstleistungsbranchen vor. Dies kann z.B. passieren, wenn ein Kunde sehr verärgert und unfreundlich ist, nach außen jedoch trotzdem eine gewisse Freundlichkeit aufrechterhalten werden muss. Sich zu verstellen und den gesellschaftlichen Ansprüchen zu unterliegen, hat Auswirkungen auf die eigene Stimmung und die Empathiefähigkeit. So können Menschen die ihre Emotionen häufig unterdrücken sich schlechter in ein soziales Umfeld integrieren. Sie gelten als unzufriedener und erfahren weniger oft soziale Unterstützung. Wenn die Gefühle nicht mit dem Ausdruck übereinstimmen, führt das zu innerer Anspannung, was wiederum zu Stressreaktionen führt und langfristig gesundheitsschädigend sein kann (Badura 2010).

Es zeigt sich, dass es viele verschiedenen kritische Belastungsfaktoren am Arbeitsplatz gibt. Als schützend um mit diesen Belastungen zurechtzukommen, gelten individuelle Ressourcen zur Bewältigung psychischer Beanspruchungen. Dieses Thema wird im nachfolgenden Kapitel ausführlich erläutert.

4. Ressourcen zur Bewältigung psychischer Beanspruchung

Für den erfolgreichen Umgang mit Belastungen am Arbeitsplatz sind die Ressourcen einer Person entscheidend (Kauffeld, Ochmann, Hoppe 2019). Ressourcen, auch Schutzfaktoren genannt, sind verschiedenen Faktoren, die einen gesundheitsförderlichen Einfluss haben. Sie können dabei helfen, bestimmte Anforderungen zu bewältigen und haben eine Pufferfunktion im Zusammenhang mit Fehlbelastungen (Treier 2019). Frese definiert Ressourcen als „Hilfsmittel, die es dem Menschen erlauben, die eigenen Ziele trotz Schwierigkeiten anzustreben, mit den Stressbedingungen besser umzugehen und unangenehme Einflüsse zu verringern" (Frese 1994, S.34). Ressourcen können in persönliche, soziale und organisationale Ressourcen unterschieden werden. Persönliche Ressourcen sind Eigenschaften, Merkmale und Kompetenzen des Einzelnen, die eine bessere Bewältigung belastender Arbeitssituationen ermöglichen. Dazu gehören z.B. Optimismus, soziale Fähigkeiten, eine Lebenseinstellung, die bestimmte Situationen als herausfordernd wahrnimmt, eine Kontrollüberzeugung, dass Situationen beinflussbar sind, eine Selbstwirksamkeitserwartung, eine bestimmte Leistung ausüben zu können und die physiologische Verfassung. Soziale Ressourcen hingegen setzten sich aus der Unterstützung des Vorgesetzten, der Kollegen und der Familie, einem positiven Betriebsklima und einer mitarbeiterorientierten Führung zusammen. Organisationale Ressourcen sind vor allem in den Merkmalen des Arbeitsinhaltes und der sozialen Situation zu finden. Dazu gehören, wie in den Kapiteln zuvor als positiv beschrieben: Entscheidungsspielraum, Aufgabenvielfalt, Qualifikationsnutzung, Lernmöglichkeiten und Mitspracherecht. Negative Wirkungen von Belastungen können durch organisationale Ressourcen, wie eine gute Arbeitsumgebung und Arbeitsorganisation, zwar minimiert werden. Sie können jedoch keine Fehlbelastungen abmildern oder puffern. Ein ergonomisch eingerichteter Arbeitsplatz kann demnach keinen fehlenden Entscheidungsspielraum kompensieren. Organisationale Potenziale werden somit erst dann zur Ressource, wenn sie im Arbeitsprozess aktiviert werden (Metz und Rothe 2017).

Ressourcen können auf drei unterschiedliche Wege wirken. Sie können z.B. einen direkten positiven Effekt auf die Gesundheit und das Wohlbefinden eines Menschen haben. Die Ressource würde dann unabhängig von den vorhandenen Belastungen eine positive Wirkung auf die Gesundheit haben. Bei der indirekten Wirkung auf die Gesundheit hingegen wirkt die Ressource dem Entstehen von Belastungen entgegen oder hilft, diese abzubauen. Bei der dritten Möglichkeit der sogenannten Pufferfunktion einer Ressource kommt es durch das ausreichende Vorhandensein von Ressourcen zu einer Abschwächung der Folgen von Belastungen. Die Belastungen werden mithilfe der Ressourcen bewältigt. Bei einer geringeren Ausprägung der Ressourcen würde sich hingegen die Fehlbeanspruchung erhöhen (Ulich und Wülser 2015). Da soziale und personale Ressourcen als besonders wichtig für die Bewältigung psychischer Belastungen gelten und vermutet wird, dass Personen mit viel Entscheidungsspielraum bei der Arbeit auch über ausgeprägtere Ressourcen verfügen (Gündel et al. 2014), werden diese in den folgenden Kapiteln genauer erläutert.

4.1 Soziale Ressourcen

Menschen haben seit je her das Bedürfnis nach Bindung und Anerkennung, das heißt Menschen brauchen Menschen zur Bewältigung des Alltags und zur Stabilisierung ihres emotionalen Gleichgewichts. Menschen unterscheiden sich daher von anderen Spezies, weil ihr Handeln und Fühlen nicht nur auf biologischer, sondern auch auf zwischenmenschlicher Regulation beruht. Psychische Gesundheit bedarf daher ein vertrauensvolles Umfeld, sowie Kommunikation und Bindung und zwar ein Leben lang (Badura 2017a). Unter sozialer Unterstützung werden Personen und Handlungen, sowie Erfahrungen und Erlebnisse, die einer Person das Gefühl vermitteln, geliebt und geachtet zu werden, verstanden (Baumann und Laireiter 1995). Im beruflichen Umfeld sind es vor allem Führungskräfte und Kollegen, die für soziale Unterstützung sorgen. Soziale Unterstützung entsteht bei entsprechender Unternehmenskultur, die sich von der Führungsetage bis zur Basis fortsetzt. Bei Beschäftigungen mit arbeitsteiligen Systemen und eingeschränkten Handlungsspielräumen sind die Möglichkeiten sozialer Unterstützung jedoch nur eingeschränkt vorhanden (Struhs-Wehr 2017).

Es können vier Formen sozialer Unterstützung am Arbeitsplatz unterschieden werden:

Emotionale Unterstützung

Diese beginnt bei dem Interesse an den Mitarbeitern, welches durch Respekt, Wertschätzung und Empathie ausgedrückt werden kann. Diese Aspekte können durch aktives Zuhören vermittelt werden was sich durch Verstehen, Emotionen erkennen, und Erkennen von Bedürfnissen auszeichnet. Es geht um das Ermutigen, Stärken und Trösten von Mitarbeitern (Struhs-Wehr 2017).

Informationale Unterstützung

Jeder Mitarbeiter verfügt über die Informationen, die er zur Erledigung seiner Aufgaben benötigt. Über Veränderungen soll möglichst zeitnah informiert werden, um Transparenz zu erzielen. Veränderungen werden so fassbarer und verhindern Ängste und Gerüchte (Struhs-Wehr 2017).

Instrumentelle Unterstützung

Hierbei geht es um die Bereitstellung von Materialien, Geräten und Räumen zur Erledigung der Aufgaben, aber auch um ein helfendes Verhalten um gewisse Fähigkeiten aufzubauen und Stress vorzubeugen. Diese Unterstützung kann durch Kollegen, Führungskräfte oder Fortbildungen entstehen (Struhs-Wehr 2017).

Bewertungsbezogene Unterstützung

Bewertungsbezogen heißt regelmäßiges Feedback und eine gute Fehlerkultur, in der Fehler als Lernchance verstanden werden. Dazu zählt auch die Vermittlung von Wertschätzung durch Rückmeldungen von Fortschritten, Interesse an der Person und der beruflichen Entwicklung, dem artikulieren von Unzufriedenheit in klarer und respektvoller Form und der Kommunikation von Erwartungen (Struhs-Wehr 2017).

Eine besondere Rolle kommt bei der sozialen Unterstützung den Führungskräften zu. Führungskräfte haben im Prozess der Bewältigung von Arbeitsanforderungen und der Potenzialentfaltung von Ressourcen diverse Möglichkeiten der Einflussnahme und nehmen im Hinblick auf die Gesundheitsförderung als wichtige Bezugsperson eine zentrale Position ein. Vorgesetzte, die ihre Mitarbeiter an Schulungen teilnehmen lassen, sie aktiv auffordern Verbesserungen zu entwickeln und diese gemeinsam umsetzen, nehmen positiven Einfluss auf die Belastungsreduzierung (Badura 2010). Ein Unternehmen zu führen heißt Spannungen zu bewältigen, Vorbild zu sein und zur Entstehung und zu dem Erhalt von Vertrauen und emotionaler Bindung beizutragen (Badura 2017a). Von Führungskräften wird daher ein großes Maß an Empathie verlangt, um zu erkennen wie viel und welche soziale Unterstützung wann und in welcher Situation erforderlich ist. Führungskräfte sind auf drei Ebenen für eine gesundheitsförderliche Arbeitsgestaltung mitverantwortlich und zwar durch die Arbeitsaufgabe (Inhalt), die Arbeitsorganisation (Störungen meiden, Rollenklarheit) und das Arbeitsumfeld (Räume, Licht, Lärm). Führungskräfte, die soziale Unterstützung geben, schaffen über ihr eigenes Verhalten hinaus für ihre

Mitarbeiter ein unterstützendes und wertschätzendes Klima. Arbeitszufriedenheit, Motivation und Leistung können dadurch zunehmen (Struhs-Wehr 2017). Kritische Ausprägungen sozialer Beziehungen zu Kollegen und Vorgesetzten entstehen hingegen, wenn die soziale Unterstützung fehlt oder zu gering ausfällt, es zu Diskriminierungen aufgrund des Geschlechts, des Alters oder des Aussehens kommt, es Konflikte oder Streitigkeiten gibt, ein geringes Vertrauen herrscht oder es zu Mobbing kommt (Metz und Rothe 2017). Dieses fehlen sozialer Unterstützung kann weitreichende Folgen haben, denn soziale Unterstützung hat eine nachweislich positive gesundheitsförderliche Wirkung auf arbeitsbezogene Belastungssituationen und das Beanspruchungserleben von Mitarbeitern. Daher weisen Personen, die soziale Unterstützung erleben, ein besseres Befinden, weniger psychische Symptome und Krankheiten auf (Ulich und Wülser 2015). Untersuchungen ergaben, dass geringe soziale Unterstützung und psychosoziale Belastungen im Erwerbsleben negativen Stress auslösen und zu ungünstigen körperlichen Reaktionen führen (Hapke et al. 2013). Folgen von mangelnder sozialer Unterstützung können Schulter- und Nackenbeschwerden, Rückenbeschwerden (zweieinhalbfach höheres Risiko), Herz-Kreislauf-Erkrankungen, Depressionen, höhere Fehlzeiten und Fluktuation sein. Hohe soziale Unterstützung erzielte hingegen eine erhöhte Resistenz gegenüber Belastungen, höhere Arbeitszufriedenheit, höhere Lebenszufriedenheit, ein höheres Selbstwertgefühl und ein selteneres Vorkommen psychosomatischer Beschwerden, Burnout und arbeitsbezogener Angst (Fuchs 2006).

Soziale Unterstützung kann jedoch nur dann auch wirken, wenn gewisse Persönlichkeitsmerkmale wie die Sozialkompetenz vorliegen. Es ist daher von Bedeutung, ob eine Person in der Lage ist, sich die benötigte Hilfe auch einzuholen. Eine Person, die dies in sozial angemessener Weise tut, dürfte auch soziale Unterstützung erhalten. Zu glauben wer sozial kompetent ist, würde auch genug soziale Unterstützung erhalten, ist jedoch ein Trugschluss, da auch die Bedingungen so beschaffen sein müssen, das soziale Unterstützung gewährt werden kann. Es kann jedoch angenommen werden, dass die Wirkung sozialer Ressourcen nicht unabhängig von personalen Ressourcen zu verstehen ist (Udris 2006). Nachfolgend werden daher nun auch die personalen Ressourcen aufgeführt.

4.2 Personale Ressourcen

Jeder Mensch ist individuell und hat daher unterschiedliche psychische, körperliche, genetische und soziale Voraussetzungen. Diese sind die Ursache dafür, dass jeder Mensch anders empfindet und agiert. Um sich vor Schwierigkeiten zu schützen und Aufgaben und Probleme zu lösen, hat daher jeder Mensch ganz eigene Bewältigungsstrategien. Welche Strategie ein Mensch wählt, hängt dabei von seinen momentanen Voraussetzungen ab. Daher entscheidet sich erst durch die ganz persönlichen Reaktionen bei belastenden Einflüssen wie beanspruchend eine Tätigkeit oder Situation ist. Die ausgelöste Beanspruchung ist dabei immer abhängig von dem was der Mensch wahrnimmt, denkt und fühlt (Joiko et al. 2010). Bestimmte Charaktereigenschaften können daher als Risikofaktoren für die Entstehung von Krankheiten gelten. Bei den Typ-A- Individuen besteht eine starke Bindung zur Arbeit und ein ausgeprägtes Konkurrenzverhalten, Ehrgeiz, Ungeduld sowie Feindseligkeit. Typ-B- Individuen hingegen reagieren auf stressige Situationen gelassener und weisen persönliche Ressourcen zur Bewältigung dieser Situationen auf (Zimbardo, Gerrig, Hoppe-Graff, Graff 2003). Persönliche Ressourcen sind daher entweder bereits vorhanden oder können durch gesundheitsförderliche Führung und Stressbewältigungsseminare gestärkt und aufgebaut werden. Zu den wissenschaftlich bestätigten persönlichen Gesundheitsressourcen gehören Selbstwirksamkeits-erwartung, Kontrollüberzeugungen, Kohärenzvermögen, Hardiness, Resilienz und Optimismus (Struhs-Wehr 2017).

Selbstwirksamkeitserwartung

Selbstwirksamkeitserwartung beschreibt die subjektive Erwartung eines Menschen, aufgrund der eigenen Fähigkeiten eine Situation bewältigen zu können. Menschen mit einer starken Ausprägung glauben an ihre eigene Handlungsfähigkeit selbst in schwierigen Situationen. Selbst wenn sie zu Beginn nicht direkt wissen, wie eine Aufgabe bewältigt werden kann, gehen Personen mit hoher Selbstwirksamkeitserwartung zuversichtlich, fokussiert und ausdauernd an die gestellte Aufgabe heran. So entwickeln sie bessere Handlungsressourcen und verbessern ihre Problemlösefähigkeit. Die gewonnenen Erfolgserlebnisse verstärken die Selbstwirksamkeitserwartung zunehmend, sodass sich anschließend auch anspruchsvollere Aufgaben zugetraut werden (Struhs-Wehr 2017). Die Selbstwirksamkeitserwartung wird daher von vier Quellen beeinflusst. Als erstes von der eigenen Erfahrung aus den gemachten Erfolgen, die sich dann auf zukünftige Situationen übertragen. Wird eine schwierige Situation einmal gemeistert, werden vergleichbare Situationen auch in Zukunft gelöst werden können. Als zweites von bestimmten Faktoren die die Selbstwirksamkeitserwartung beeinflussen. Dazu zählen Vorbilder, die zur Nachahmung anspornen sowie soziale Unterstützung, denn durch die Ermutigung anderer an die Kompetenzen zu glauben, wird die eigene Zuversicht gesteigert. Als dritte Quelle gilt die positive Bewertung motivationaler und kognitiver Prozesse, das heißt z.B. Stolz und Freude über die eigene Leistung und positives Feedback anderer. Als letzte Quelle gilt die Attribution von Erfolgen. Die gemachten Erfolge werden den eigenen Fähigkeiten zugeordnet und gegenüber Misserfolgen entsteht eine Frustrationstoleranz (Lohmer, Sprenger, Wahlert 2012). Insgesamt wird der Selbstwirksamkeitserwartung eine positive Wirkung auf die Stressbewältigung zugeschrieben (Ulich und Wülser 2015).

Kontrollüberzeugungen

Kontrollüberzeugung bezeichnet die Überzeugung, dass bestimmte Ereignisse im Leben beeinflussbar sind (Ulich und Wülser 2015). Ob ein Ereignis erfolgreich sein wird, hängt dabei von den Möglichkeiten der eigenen Kontrolle ab, das heißt ist eine Person also grundsätzlich in der Lage, Verhaltensweisen für den Erfolg zu kontrollieren (Graf 2012). Personen, die glauben ihr Verhalten (gesunde Ernährung) beeinflussen zu können, haben daher bessere Gesundheitsindikatoren, als solche, die sich von bestimmten Bedingungen (medizinischer Versorgung) abhängig fühlen. Bei der Kontrollüberzeugung konnte eine puffernde Wirkung im Zusammenhang von Belastungen und Arbeitszufriedenheit nachgewiesen werden. Personen, die die Arbeitsbedingungen kontrollieren konnten, waren weniger belastet und hatten eine höhere Zufriedenheit, als solche die dies nicht konnten (Ulich und Wülser 2015).

Optimismus

Menschen, die grundsätzlich glauben, dass sich Dinge im Leben zum Guten wenden können, gelten als optimistisch. Sie weisen eine zuversichtliche Lebensauffassung und eine positive Erwartungshaltung auf zukünftige Ereignisse auf (Ulich und Wülser 2015). Optimistische Menschen verfügen häufig über bessere Copingstrategien als Menschen mit pessimistischer Haltung (Graf 2012).

Hardiness

Das Konzept „Hardiness" beinhaltet die Komponenten Kontrolle, Engagement und Herausforderung. Es wurde bewiesen, dass Menschen, die sich Herausforderungen stellen, daran glauben, die Dinge selbst regeln zu können. Sie sind weniger erschöpft, haben eine positivere Einstellung zur Arbeit und schätzen ihre Leistungsfähigkeit als stärker ein (Graf 2012).

Kohärenzgefühl

Das Kohärenzgefühl ist eine im Menschen verankerte Kraft, die es vermittelt das Herausforderungen des Lebens grundsätzlich lösbar sind. Antonovsky (1993) bezeichnete den Kohärenzsinn in seinem Salutogenesemodell als eine zentrale Widerstandsressource und definierte das Kohärenzerleben als „eine globale Orientierung, die das Ausmaß ausdrückt, in dem jemand ein durchdringendes, überdauerndes und dennoch dynamische Gefühl des Vertrauens hat, dass erstens die Anforderungen aus der inneren und äußeren Erfahrenswelt im Verlauf des Lebens strukturiert, vorhersagbar und erklärbar macht und das zweitens die Ressourcen verfügbar sind, um den Anforderungen gerecht zu werden. Und drittens, dass diese Anforderungen Herausforderungen sind, die Investition und Engagement verdienen." (Antonovsky 1993, S. 12). Das Kohärenzgefühl bildet sich daher aus dem Gefühl der Verstehbarkeit (Umweltreize sind kognitiv sinnvoll, strukturierbar und erklärbar), dem Gefühl der Machbarkeit (zur Verfügung stehende Ressourcen genügen, um die Anforderungen zu bewältigen. Die benötigten Ressourcen beziehen sich auf Kollegen, Freunde und Familie) und dem Gefühlt der Sinnhaftigkeit (das Leben hat einen Sinn und Anforderungen werden als Herausforderung gesehen, die es wert sind Anstrengung zu investieren) (Struhs-Wehr 2017). Studien bewiesen, dass eine Arbeitsgestaltung, die die Komponenten des Kohärenzgefühls stärken, gesundheitsförderlich ist (Udris 2006).

Resilienz

Resilienz ist die seelische Widerstandsfähigkeit und beschreibt den Einfluss des Verhaltens, um die persönliche Stärke zu fördern und sich selbst vor möglichen negativen Konsequenzen von Stressoren zu schützen. Resilienzförderung beinhaltet daher diese Widerstandsfähigkeit zu entwickeln und zu stärken (Graf 2012). Die Entwicklung von Resilienz ist ein Prozess der im Laufe der Zeit zahlreiche Person-Umwelt-Interaktionen und Lernerfahrungen erfordert (Fröhlich-Gildhoff und Rönnau-Böse 2019). Es gibt sieben Faktoren, die resiliente Menschen auszeichnen. Diese sind Emotionssteuerung (Umwandlung negativer Emotionen in positive), Impulskontrolle (eigene Impulse werden effektiv gesteuert und Ziele konsequent verfolgt), Kausalanalyse (Situationen werden gründlich analysiert z.B. um eigene Emotionen besser zu verstehen), Optimismus,

Selbstwirksamkeitsüberzeugung (ein wichtiger Faktor zur Bildung von Resilienz), Zielorientierung (klare Zielsetzung und die Verfolgung dieser Ziele) und als letztes Empathie (die Fähigkeit sich in die Gefühle anderer Menschen hineinzuversetzen) (Mourlane 2017). Resilienz spielt auch im Arbeitskontext eine entscheidende Rolle, denn eine hohe individuelle Resilienz geht auch mit einer höheren Arbeitsleistung und einer höheren Arbeits- und Lebenszufriedenheit einher (McLarnon und Rothstein 2013).

4.3 Zwischenfazit

In den vorangegangenen Kapiteln wird deutlich, dass die Arbeitswelt heute vermehrt mit starken psychischen Belastungen verbunden ist. Dies führt dazu, dass Beschäftigte immer häufiger unter den Arbeitsbedingungen leiden. Ob eine Belastung jedoch als negativ und bedrohlich erlebt wird, hängt von den persönlichen Ressourcen eines Menschen ab. Übersteigt der Belastungsgrad die eigenen Möglichkeiten, sind Fehlbeanspruchungen die Folge. Unter diesen Fehlbeanspruchungen entwickeln Menschen bestimmte Verhaltensänderungen, die erste Anzeichen einer Überlastung darstellen. Spätfolgen können sich in physischer Form z.B. durch Herz-Kreislauf-Erkrankungen, Hypertonie, Magen-Darm-Erkrankungen oder Rückenbeschwerden zeigen. Psychische Folgen können z.B. Depressionen oder Burnout sein. Als förderlich bei der Verhinderung der Entstehung psychischer Fehlbelastung gilt ein hohes Maß an Handlungs- und Entscheidungsspielraum. Dies bestätigt auch das Anforderungs-Kontroll-Modell bei dem der „aktive Job" mit hohen Arbeitsanforderungen aber gleichzeitig hohem Entscheidungsspielraum eine geringe Stressbelastung aufweist, während der „stressige Job" hohe Arbeitsanforderungen bei gleichzeitig geringem Entscheidungsspielraum aufweist und die Belastungen als gefährdend eingestuft werden. Für den erfolgreichen Umgang mit psychischen Belastungen am Arbeitsplatz sind sowohl persönliche als auch soziale Ressourcen von Vorteil. Personen, die einen hohen Entscheidungsspielraum bei der Arbeit haben, weisen häufig auch bessere Ressourcen im Umgang mit Belastungen auf. Zu den wichtigen Ressourcen zählen Kohärenzgefühl, Resilienz, Optimismus und Selbstwirksamkeitserwartung aber auch Aufgabenvielfalt, Mitspracherecht und Unterstützung durch Vorgesetzte und Kollegen.

Nachdem nun aufgezeigt wurde, was psychische Belastungen, Beanspruchungen und Beanspruchungsfolgen sind und welche Rolle der Entscheidungsspielraum sowie die Ressourcen zur Bewältigung von Belastungen spielen wird nun der empirischen Teil der Arbeit zur Untersuchung der Fragestellungen eingeleitet und zunächst das wissenschaftliche Erkenntnisinteresse erläutert.

5. Wissenschaftliches Erkenntnisinteresse und Fragestellung

Entscheidungsspielraum Die Forschungen zum Thema Entscheidungsraum gehen weit zurück. Die meisten Studien ließen sich für den Zeitraum zwischen 2005 und 2013 finden. 2005 untersuchten Shimazu und Odara, in einer Studie mit 726 Beschäftigten aus der Produktion, den Zusammenhang zwischen Zeit- und Methodenspielraum mit Empfindlichkeiten, Müdigkeit und Reizbarkeit. Sie fanden heraus, dass Beschäftigte, die einen hohen Zeit- und Methodenspielraum hatten, weniger stressassoziierte Befindungsmuster zeigten (p<0,01) (Shimazu, Shimazu, Odara 2005). Alipour et al. untersuchten 2008 den Zusammenhang zwischen Tätigkeitsvariabilität und Beschwerden im Nacken- und Schulterbereich. Die Mitarbeiter, die ihre Arbeit als monoton und uninteressant empfanden, hatten vermehrt Beschwerden im Nacken- und Schulterbereich. Die Beschwerden traten mehr als zweimal so häufig auf (=r= 2,3 CI 1,9-2,8) verglichen mit anderen Beschäftigten (Alipour, Ghaffari, Shariati, Jensen, Vingard 2008). Bergström fand in einer prospektiven Studie mit 2187 Beschäftigten des produzierenden Gewerbes heraus, dass Beschäftigte mit einer hohen Kontrolle der Arbeitsgeschwindigkeit am wenigsten wegen Nacken- oder Rückenschmerzen fehlten (OR= 0,44) (Bergström, Bodin, Bertilsson, Jensen 2007). Gleiches untersuchten Neupane et al. 2013 und stellten fest, dass eine geringe Möglichkeit, Einfluss auf die eigene Arbeit zu nehmen, mit erhöhten Muskel-Skelett-Erkrankungen einherging (OR= 2,1 CI 1,2-3,8) (Neupane, Miranda, Virtanen, Siukola, Nygård 2013). Gerr et al. untersuchten 2014 in einer Studie mit 314 Beschäftigen einer Hausgerätefertigung den Zusammenhang zwischen dem Entscheidungsspielraum in Abhängigkeit der Arbeitsanforderungen mittels der Quadranten des Job Content Questionnaires. Es ließen sich für drei Quadranten (hohe Anforderung/hohe Kontrolle, niedrige Anforderung/niedrige Kontrolle und hohe Anforderung/niedrige Kontrolle) eine erhöhte Chance für Beschwerden in Hand/Arm und Nacken- Schulterbereich finden. Das höchste Risiko lag in der Kombination aus hohen Anforderungen und geringem Entscheidungsspielraum. Es zeigte sich ein fünffach erhöhtes Risiko für Hand- Armerkrankungen (HR=5,48 CI 1,85-16,3) (Gerr et al. 2014). Vandergrift et al. konnten 2011 hingegen keinen alleinigen Zusammenhang zwischen Entscheidungsspielraum und Einfluss auf Schmerzen im unteren Rücken feststellen. Ein geringer Entscheidungsspielraum und erhöhte physische Risikofaktoren gingen jedoch mit einem leicht erhöhten Risiko für Schmerzen im unteren Rücken einher (RR= 1,3 CI 1,02-1,66) (Vandergrift, Gold, Hanlon, Punnett 2012).

In einer Untersuchung mit 812 Beschäftigen eines Produktionsunternehmens stellte Kivimäki 2006 eine mehr als doppelt so hohe Sterblichkeit aufgrund kardiovaskulärer Erkrankungen bei Personen mit geringem Entscheidungsspielraum und gleichzeitig hohen Arbeitsanforderungen fest (Hazard ratio (HR)= 2,20 CI 1,16-4,17). Ebenfalls konnte eine erhöhte Mortalität für einen geringen Entscheidungsraum allein festgestellt werden, wenn diese nicht für die Berufsgruppe adjustiert wurde (HR= 1,90 CI 1,08-3,37) (Kivimäki et al. 2006).

2006 stellten Stansfeld und Candy ein erhöhtes Risiko für psychische Erkrankungen fest, wenn der Tätigkeitsspielraum gering ausfiel (OR 1,21-1,23). Gleiches galt für Personen, die eine Tätigkeit ausübten, die wenig Anforderungen verlangte (OR 1,34-1,55) (Stansfeld und Candy 2006). Ähnliche Ergebnisse stellten Inoue et al. 2010 fest. Sie untersuchten 15.256 Personen aus sechs Produktionsbereichen und stellte einen protektiven Einfluss für einen hohen Handlungsspielraum fest. Personen mit hohem Handlungsspielraum erkrankten seltener an Depressionen (OR= 0,27 CI 0,11-0,67) als Personen mit geringem Handlungsspielraum (Inoue et al. 2010).

Andere Ergebnisse erzielte hingegen Rau 2010 indem sie, durch eine Studie an der 517 Beschäftigte teilnahmen, bewies, dass Depressivität zwar bei erhöhter Arbeitsintensität auftrat, der erlebte Tätigkeitsspielraum jedoch keine Auswirkung auf die Depressivitätsrate hatte (Rau 2010). Zu ähnlichen Ergebnissen kamen Ishizaki et al. 2013. Sie untersuchten den Entscheidungsspielraum und die Arbeitsunfähigkeit an 30 oder mehr Tagen mit dem Generic Job Stress Questionnaire. Es konnte kein Zusammenhang festgestellt werden (Ishizaki, Kawakami, Honda, Yamada, Nakagawa, Morikawa 2013). Joensuu et al. untersuchten 2010 an einer Stichprobe von 9197 Personen der holzverarbeitenden Industrie den Entscheidungsspielraum im Zusammenhang mit psychischen Störungen und dem Missbrauch von Alkohol. Untersucht wurden bestimmte Fähigkeiten im Zusammenhang mit der Entscheidungsbefugnis. Als eine der wenigen Studien wurde der Entscheidungsspielraum in gering - mittel - hoch unterteilt (sonst vorhanden – nicht vorhanden). Sie stellten fest, dass ein hoher Entscheidungsspielraum ein Risiko für alkoholinduzierte Störungen (HR= 1,62 CI 1,19-2,22) und depressiven Störungen (HR= 1,7 CI 1,06-2,25) darstellt. Ein mittleres Ausmaß an Entscheidungsspielraum führte ebenfalls zu einem Risikofaktor für depressive Störungen (HR= 1,54 CI 1,06-2,25). Unterschiedliche Fähigkeiten einsetzen zu können, stellte hingegen einen protektiven Faktor für depressive Störungen (HR=0,59 CI 0,37-0,92) und weitere psychische Störungen (HR=0,60 CI 0,39-0,94) dar. Die Ergebnisse interpretierten sie so, dass die Verantwortung nicht für alle Beschäftigten eine Ressource, sondern teilweise einen Stressor darstellt (Joensuu, Väänänen, Koskinen, Kivimäki, Virtanen, Vahtera 2010). Der Stressreport 2012, der auf einer Befragung von 17.000 Beschäftigten beruht zeigte, dass ein großer Anteil der Beschäftigten bereits über Handlungsspielräume bei der Arbeit verfügt. 67 % gaben an, ihre Arbeit selbst planen und einteilen zu können. 56 %, dass sie selbst Entscheidungen treffen konnten, jedoch konnten nur 32 % die Arbeitsmenge beeinflussen. Bei Personen mit starkem Termin- und Leistungsdruck, war der Anteil Derjenigen, die ihre Arbeit selbständig planen und einteilen konnten, sehr hoch ausgeprägt. Dies könnte darauf hindeuten, dass erhöhte Entscheidungsspielräume nicht mehr nur als positiv wahrgenommen werden, sondern auch mit verstärkten Belastungen und Überforderungen einher gehen können. (Lohmann-Haislah und Schütte 2013).

Anforderungs-Kontroll-Modell

Dass die Beeinträchtigungen bei einer Kombination aus hohen Anforderungen und geringem Entscheidungsspielraum am höchsten ist, besagt die Belastungshypothese, welche auch im Anforderungs-Kontroll-Modell vorkommt. Diese Hypothese gilt als weitgehend gut belegt. Das Risiko an Herz-Kreislauf-Erkrankungen zu erkranken ist in der Gruppe „High Strain (stressiger Job)" erhöht (RR= 1,15-1,94), gleiches gilt für die Hypertonie (OR=1,18-2,9) (Gilbert-Ouimet, Trudel, Brisson, Milot,Vézina 2014). Gleichzeit erhöhen stressige Jobs wie von Stansfeld und Candy (siehe oben) herausgefunden das Risiko für psychische Erkrankungen (Stansfeld und Candy 2006) sowie das Risiko für psychisches Missempfinden und eine geminderte Arbeitszufriedenheit (Häusser, Mojzisch, Niesel, Schulz-Hardt 2010). Dass die gesundheitsschädigende Wirkung hoher Arbeitsanforderungen durch einen hohen Entscheidungsspielraum abgemildert werden kann, besagt die Pufferhypothese. Das Review von Häusser et al. 2010 fasst die Evidenz dieser Hypothese, die bislang eher selten untersucht wurde und deren Befunde als wenig konsistent eingestuft wurden, zusammen. Die Pufferhypothese ließ sich nur in vier von sechzehn Studien für psychosomatische Beschwerden bestätigen, ähnliches galt für die emotionale Erschöpfung und die Arbeitszufriedenheit (Häusser et al. 2010). Eine Kombination aus hohem Entscheidungsspielraum und hohen Anforderungen birgt die Lernhypothese von Karasek. Sie verspricht den größten Gesundheitsgewinn. Taris und Kompier beschäftigten sich 2005 in einem Review mit dieser Hypothese. Vier von fünf

Studien bestätigten die gesundheitsfördernde Wirkung herausfordernder Tätigkeiten. Aktive Jobs sind mehrheitlich mit hoher Selbstwirksamkeit, hoher Leistung und feedbacksuchendem Verhalten verknüpft (Taris und Kompier 2005). Bergman (2012) belegte zudem, dass Personen mit einem aktiven Job bis zu viermal so häufig Problemlösestrategien anwenden als Personen aus passiven Jobs (OR= 1,9-3,7) (Bergman et al. 2012).

Soziale Unterstützung

Untersucht wurden auch die negativen Auswirkungen fehlender sozialer Unterstützung auf die psychische und physische Gesundheit. Netterstrom et al. untersuchten in ihrem Review mehrere Studien und fanden 14 Längsschnittstudien, bei denen psychosoziale Belastungsfaktoren am Arbeitsplatz das Risiko für eine Depression verdoppelten. Soziale Unterstützung bei der Arbeit konnte hingegen das Risiko einer Depression deutlich minimieren (Netterstrøm et al. 2008). Auf gleiche Resultate kam auch Bonde 2008. Er identifizierte 16 Längsschnittstudien und berichtete ebenfalls über ein erhöhtes Risiko einer Depression bei psychosozialen Belastungsfaktoren (Bonde 2008). Untersucht wurde auch die Kombination von hohen Anforderungen, geringem Tätigkeitsspielraum und fehlender sozialer Unterstützung. Das Risiko bei einem „High Strain Job (stressiger Job)" und gleichzeitiger sozialer Isolation an kardiovaskulären Erkrankungen zu leiden, war deutlich erhöht (drei von drei Studien). Keine Auswirkungen hatte diese Kombination auf Hauterkrankungen und Muskel-Skelett-Erkrankungen (Keine von fünf Studien) (Häusser et al. 2010).

Nach der Sichtung mehrere Studien und Reviews wurde deutlich, dass die Merkmale der Arbeitsanforderungen und des Entscheidungsspielraums oft nur allgemein erfasst werden. Mehrheitlich wird der Entscheidungsspielraum als Ressource gesehen. Es kann nicht festgestellt werden, welche Faktoren des Entscheidungsspielraums als besonders förderlich oder sogar als Stressor empfunden werden. Ebenso wenig lässt sich feststellen, welche Arbeitsanforderungen besonders belastend wirken. Lediglich Joensuu et al. betrachteten die Arbeitsbedingungsfaktoren detaillierter. Der Entscheidungs-spielraum wird häufig nur in „vorhanden" oder „nicht vorhanden" unterteilt. Für Handlungsempfehlungen lässt dies großen Interpretationsspielraum zu. Diese Befunde führen daher zu dem Schluss, dass eine differenziertere Betrachtung der einzelnen Belastungs- und Entscheidungsspielraumfacetten sinnvoll ist. Vor allem, da nicht ausgeschlossen werden kann, dass ein mehr an Entscheidungsspielraum nicht uneingeschränkt positive Effekte auf die Gesundheit hat.

Der Themenbereich Arbeitsbelastungen, Entscheidungsspielraum und soziale Unterstützung ist sehr umfangreich, jedoch noch lückenhaft und teilweise limitiert in den einzelnen Ergebnissen. Um das Thema Arbeitsbelastungen, Entscheidungsspielraum und soziale Unterstützung zu vertiefen, soll daher in dieser Arbeit erstens mit einem Score gearbeitet werden, der die einzelnen Faktoren der belastende Arbeitsanforderungen, Entscheidungsspielräume und sozialer Unterstützung aufsummiert. Zweitens soll der Blick für eine tiefgreifendere Analyse und für eine genauere Unterscheidung von dem Score auf die einzelnen Faktoren hinter den Oberbegriffen Arbeitsanforderungen, Entscheidungsspielraum und soziale Unterstützung gelegt werden. Es sollen gezieltere Ergebnisse darüber erlangt werden, welche Faktoren genau als förderlich für den Gesundheitszustand gelten. Gleichzeitig soll hinterfragt werden, ob der Entscheidungsspielraum als rein gesundheitsförderlich wahrgenommen wird. Mithilfe des Datensatzes der Erwerbstätigenbefragung 2018 des Bundesinstituts für Berufsbildung und der Bundesanstalt für Arbeitsschutz und Arbeitsmedizin soll diese Erkenntnislücke im Rahmen der Möglichkeiten dieser Masterarbeit geschlossen werden. Aus dem Forschungsstand ergeben sich daher folgende Unterfragestellungen zur zuvor genannten (Kapitel 1) Hauptfrage:

- Welche Faktoren des Entscheidungsspielraums und der sozialen Unterstützung gelten als besonders förderlich für den Gesundheitszustand?
- Gibt es Faktoren des Entscheidungsspielraums, die als Stressor wirken?
- Gibt es bestimmte Arbeitsanforderungen, die als besonders belastend gelten?

Im nächsten Kapitel erfolgen nun die Erläuterungen zur Methodik.

6. Methodisches Vorgehen

Im methodischen Teil wird zunächst unter 6.1. die Datengrundlage der Erwerbstätigenbefragung 2018 ausführlich beschrieben und es werden genauere Informationen zu dem Fragebogen gegeben. Kapitel 6.2. beinhaltet anschließend das methodische Vorgehen bei der Auswertung. Es wird beschrieben welche Variablen genutzt und welche Aufbereitungen der einzelnen Variablen unternommen werden. Zusätzlich werden die zu bearbeitenden Hypothesen aufgestellt. Anschließend wird unter 6.3. beschrieben, welches Programm zur Datenauswertung genutzt wird und welche genauen Auswertungsmethoden angewendet werden. Nun folgen zunächst Informationen zur Datengrundlage.

6.1 Datengrundlage

Als Datengrundlage für diese Masterarbeit dient der Campus File der Erwerbstätigenbefragung 2018 von BIBB und BAUA. Die Erwerbstätigenbefragungen gilt als zentrale Erhebung in der Berufsbildungsforschung. Insgesamt gibt es bislang sieben Erwerbstätigenbefragungen zwischen 1979 bis 2018, sodass mehr als 40 Jahre abgedeckt werden. Es handelt sich um eine repräsentative Erhebung als Längsschnittstudie unter 20.012 Kernerwerbstätigen in Deutschland. Kernerwerbstätige sind Personen, die mindestens 15 Jahre alt sind und einer bezahlten Tätigkeit von mindestens 10 Stunden pro Woche nachgehen. Miteinbezogen wurden Personen, die ihre Tätigkeit kurzzeitig d.h. bis zu drei Monate unterbrochen hatten (z.B. wegen Mutterschutz, Elternzeit). Ebenso Personen, die einer Tätigkeit neben einer Ausbildung oder eines Studiums oder im Rahmen eines Referendariats oder eine Facharztausbildung nachgingen. Ausländische Mitbürger wurden einbezogen, wenn sie ausreichend deutsch sprachen. Ausgeschlossen wurden Personen, die der bezahlten Tätigkeit ehrenamtlich nachgingen und Personen, die einer Beschäftigung im Rahmen einer Ausbildung oder eines Praktikums nachgingen. Des Weiteren nahmen keine Personen teil, die Wehr- oder Freiwilligendienst leisteten oder ein soziales oder ökologische Jahr absolvierten. Vor dem Start der Haupterhebung wurden Feld-Pretests durchgeführt. Der erste Pretest fand im Juli und August 2017 statt, der zweite im September 2017. Es wurden 200 (Pretest 1) bzw. 100 Interviews (Pretest 2) mit Erwerbstätigen geführt (Rohrbach-Schmidt und Hall 2020).

Der Campus File ist eine 2/3 Stichprobe der Erwerbstätigenbefragung bei dem einige tiefgegliederte Berufs- und Wirtschaftszweigkennziffern nicht zur Verfügung gestellt werden. Insgesamt enthält dieser Datensatz 13.342 Fälle mit

639 Variablen. Die Daten wurden von 2. Oktober 2017 bis zum 5.April 2018 telefonisch und computergestützt durch Kantar Public erhoben. Dazu wurden von 847 Interviewern Telefoninterviews geführt, die ca. 40 Minuten dauerten. Ziel der Erhebung war es die Arbeitsbedingungen und Entwicklungen, sowie die Veränderungen des technisch, organisatorischen Wandels der Arbeitswelt auf detaillierte Art und Weise zu erfassen. Da die Erhebung eine Wiederholungsbefragung mit immer wieder wechselnden Schwerpunkten ist, können neben Zeitvergleichen auch wechselnde Fragestellungen untersucht werden. Die Stärken der Erwerbstätigenbefragung liegen in den einzigartigen Indikatoren zu Arbeit und Beruf und zur Verwertung beruflicher Qualifikationen, in der detaillierten Erfassung aller beruflichen Abschlüsse, Möglichkeiten der beruflichen Differenzierung aufgrund hoher Fallzahlen und Zeitvergleiche (Rohrbach-Schmidt und Hall 2020). Die Stichprobenziehung der Telefonnummern basiert auf einem Telefon-Master-Sample. Die Dual-Frame Befragung wurde mit zwei vergleichbaren Auswahlrahmen als kombinierte Festnetz- und Mobilfunkstichprobe durchgeführt. Beide Sampling-Frames bezogen sich auf die gleiche Grundgesamtheit und konnte so miteinander verschmolzen werden, dass sie zusammen ein repräsentatives Abbild der Grundgesamtheit bilden. Das Dual-Frame-Verfahren führt zu verzerrungsfreien Stichproben ohne Klumpeneffekte. Festnetzstichproben wurden so gezogen, dass sich eine ausgewogene regionale Verteilung ergab, Mobilfunknummern hingegen mit einfacher Zufallsauswahl. Bei den Festnetznummern wurde zunächst ein Haushalt ausgewählt. Anschließend wurde erfragt wie viele berufstätige Personen über 15 Jahre, die die Kriterien erfüllen, in dem Haushalt leben und zufällig (anhand des Schwedenschlüssels) eine Person ausgewählt. Bei der Mobilfunkstichprobe war die Ermittlung der Zielperson einfacher, da es sich bereits um eine Personenstichprobe handelte. Es musste nur geklärt werden, ob der Hauptnutzer über 15 Jahre alt ist und die Kriterien erfüllt (Gensicke und Tschersich 2018).

Fragebogen

„Im Fokus der ETB 2018 stehen zum einen die Erwerbstätigkeit und der Arbeitsplatz zum Befragungszeitpunkt, etwa ausgeübte Tätigkeiten und benötigte Kenntnisse (arbeitsplatzbezogener Querschnittsteil), sowie Informationen über die Arbeitsplatzinhaber, beispielsweise deren Arbeitszufriedenheit oder deren Arbeitsbelastungen (individueller Querschnittsteil). Zum anderen wurden Längsschnittvariablen zum Bildungs- und Berufsverlauf der Befragten (z. B. die Qualifikationsgeschichte, berufliche Wechsel etc.) retrospektiv erfasst (individueller Längsschnittteil). Eine lückenlose Erfassung des Berufsverlaufs ist dabei allerdings nicht realisierbar. Weiterhin wurden Angaben zur Person und zum Betrieb (soziodemografische und betriebsbezogene Angaben) erfasst." (Rohrbach-Schmidt und Hall 2020, S. 8). Der Fragebogen gliedert sich dabei konkret in 17 unterschiedlich lange Themenblöcke rund um aktuellen Beruf, Arbeitsanforderungen, Belastungen, Bildung, Arbeitszufriedenheit und Gesundheit (Abbildung 3) (Rohrbach-Schmidt und Hall 2020). Es folgt die Schilderung der Analysemethoden.

F100ff	Aktuelle Berufstätigkeit
F200ff	Arbeitszeit und Arbeitsort
F300ff	Ausgeübte Tätigkeiten (19 Indikatoren), Schlüsselqualifikationen (6 Indikatoren)
F400ff	Berufliche Anforderungen (Anforderungsniveau, Über-, Unterforderung, Fachkenntnisse (9 Indikatoren), Arbeitsanforderungen (13 Indikatoren))
F500ff	Beschäftigungsverhältnis (Betriebliche Merkmale)
F600ff	Körperliche Arbeitsbedingungen und -belastungen (12 Indikatoren)
F700ff	Psychische Arbeitsbedingungen und -belastungen (11 Indikatoren)
F900ff	Berufs- und Lebensziele (in ETB 2018: F900_01 berufliche Karriereorientierung)
F1000ff	Veränderungen im Arbeitsumfeld in den letzten zwei Jahren
F1100ff	Höchster allgemeinbildender Schulabschluss
F1200ff	Berufsausbildung (in bis zu 5 Schleifen)
F1225ff	Zusammenhang (letzte) Ausbildung und aktuelle Tätigkeit
F1300	Weiterbildung in den letzten 2 Jahren
F1400ff	Erster ausgeübter Beruf, Berufsverlauf (Unterbrechungszeiten, Arbeitslosigkeit, beruflicher Aufstieg)
F1450ff	Arbeitszufriedenheit (11 Indikatoren)
F1500ff	Gesundheitliche Beschwerden (24 Indikatoren)
F1600ff	Zur Person (u. a. Migrationshintergrund, soziale Herkunft)

Abbildung 3: Themenbereiche des Fragebogens

6.2 Statistische Analysemethoden

Zur Datenaufbereitung und -analyse wird die Statistiksoftware IBM SPSS Statistics 23 verwendet. Mithilfe von SPSS können statistische und graphische Datenanalysen vorgenommen werden. Zur Programmierung der einzelnen Befehle wird während der gesamten Auswertung mit der SPSS Syntax gearbeitet. Zur weiteren Aufbereitung der Tabellen und Abbildungen wird anschließend Microsoft Excel verwendet. Der Ergebnisteil teilt sich dabei in die Kategorien univariate, bivariate und multivariate Analysen. Als univariate Analysen werden dabei Analysen verstanden, die nur eine Variable einbeziehen. Bei der bivariaten Analyse hingegen werden zwei Variablen genutzt, sodass verschiedene Kreuztabellierungen entstehen. Zuletzt wird bei der multivariaten Analyse die logistische Regressionsanalyse eingesetzt. Bei der multivariaten Analyse geht es um Analysen mit mehreren Variablen. Die Regressionsanalyse ist ein sehr flexibles Verfahren, welches sowohl für die Erklärung von Zusammenhängen, als auch für die Durchführung von Prognosen große Bedeutung hat (Best und Wolf 2010).

Die logistische Regressionsanalyse ist dabei ein multivariates Analyseverfahren zur Analyse dichotom, abhängiger Variablen, das heißt binärer Variablen mit den Ausprägungen 0 und 1. Da bei einer logistischen Regression kein linearer Zusammenhang zwischen den unabhängigen und der bestimmenden Wahrscheinlichkeit besteht, wird nicht die Wahrscheinlichkeit, sondern die Chance (Odd) im Sinne des Verhältnisses von Wahrscheinlichkeit und Gegenwahrscheinlichkeit betrachtet. Als Effekt-Koeffizient dient das Odds Ratio, welches ausschließlich positive Werte annehmen kann und den Exponenten des Regressionskoeffizienten B darstellt (Ausgabe als Exp(B)). Ein Odds Ratio von eins bedeutet dabei keinen Effekt auf die vorherzusagende Chance. Ein Odds Ratio zwischen null und eins steht für einen negativen, ein Odds Ratio über eins für einen positiven Zusammenhang (Rau 2010). Die logistische Regressionsanalyse wurde gewählt, da nicht die Ausprägung einer abhängigen Variable vorausgesagt werden soll, sondern die Auftretenswahrscheinlichkeit der abhängigen Variablen in Abhängigkeit von verschiedenen unabhängigen Variablen. Die zugrundeliegende Hypothese ist wie bei einer linearen Regression eine Zusammenhangshypothese (Je höher X, desto größer das Chancenverhältnis für Y). Die unabhängigen Variablen können sowohl ein metrisches als auch nominales Skalenniveau aufweisen. Die abhängige Variable ist hingegen immer nominal skaliert. Der Vorteil einer logistischen Regression ist zudem, dass relativ wenig Voraussetzungen zu beachten sind. Es soll eine Linearität im Logit vorliegen (dies wird über den Likelihood-Ratio-Test überprüft), die Fallzahl pro Kategorie der AV sollte bei mindestens 25 liegen, es müssen unabhängige Beobachtungen sein (das heißt kein Zusammenhang zwischen den Fällen) und es sollte keine Multikollinearität vorliegen. Zur Überprüfung des Gesamtmodells werden bei den Auswertungen immer das Nagelkerke`s R^2 und der Hosmer-Lemeshow-Test genutzt. Insgesamt werden 11 logistische Regressionsanalysen nach unterschiedlichen Themengebieten durchgeführt, um die Hypothesen zu überprüfen. Bei den meisten Modellen wird das hierarchische Vorgehen gewählt. Dabei werden die Variablen in bestimmten Blöcken in das Modell eingefügt. Die Vorteile dadurch sind, dass die

Reihenfolge des Variableneinschlusses vorgegeben werden kann und SPSS nach jedem Schritt (Block) ein Regressionsmodell ausgibt. Dadurch kann die Veränderung nach jeder Variablenaufnahme beobachtet werden und es kann festgestellt werden, ob sich das Modell nach Hinzufügen eines bestimmten Blocks verbessert oder nicht. Nachfolgend wird nun das genaue Vorgehen bei der Datenauswertung beschrieben.

6.3 Vorgehen bei der Datenauswertung

Für die Datenauswertung wurden aus dem Forschungsstand und auf der Grundlage des Anforderungs-Kontroll-Modells zunächst vier Hypothesen abgeleitet:

1. Je höher der Entscheidungsspielraum oder die soziale Unterstützung desto geringer ist das psychische Belastungsempfinden durch die Arbeitsanforderungen
2. Je höher der Entscheidungsspielraum oder die soziale Unterstützung desto geringer sind die Auswirkungen psychischer Arbeitsbelastungen auf den Gesundheitszustand
3. Je höher der Entscheidungsspielraum oder die soziale Unterstützung desto größer die gesundheitsfördernde Wirkung
4. Je geringer der Entscheidungsspielraum oder die soziale Unterstützung desto größer sind die gesundheitlichen Beeinträchtigungen

Diese Hypothesen sollen im Laufe der Ergebnisauswertungen überprüft werden. Für die univariaten Analysen werden die Variablen „zpalter" für das Alter, „S1" für das Geschlecht, „F1202" für den Berufsabschluss, „F302_01" für die Führungsebene, „F501" für das Niveau der Tätigkeit, „F1001_12" für das Stresslevel der letzten zwei Jahre, „F1451" für die Zufriedenheit mit der Arbeit und der Score „Arbeitsanforderungen" genutzt. Die Variable für das Alter wurde zunächst in sieben Alterskategorien von „16 bis 25 Jahren" bis „76 Jahre und älter" umcodiert. Für die Arbeitsanforderungen wurden vier verschiedene Scores erstellt zu den bereits in

Kapitel 2.1. genannten Themenbereichen Arbeitsinhalt, Arbeitsaufgabe, Arbeitsorganisation und Arbeitsumgebung. Für den Arbeitsinhalt wurden dazu die Variablen F409 „Fühlen Sie sich in Ihrer Tätigkeit den Anforderungen an Ihre fachlichen Kenntnisse und Fertigkeiten in der Regel gewachsen, eher überfordert oder eher unterfordert?", F410 „Fühlen Sie sich den Anforderungen durch die

Arbeitsmenge bzw. das Arbeitspensum in der Regel gewachsen, eher überfordert oder eher unterfordert?" und F1230 „Wenn Sie nun die Anforderungen an Ihre Tätigkeit mit Ihren aktuellen beruflichen Kenntnissen und Fertigkeiten vergleichen, was würden Sie dann sagen?" genutzt. Die Antwortmöglichkeiten 1 „eher unterfordert" 2 „eher überfordert" und 3 „in der Regel den Anforderungen gewachsen" wurden dazu so umcodiert, dass nur noch die Unterscheidung zwischen 0 „nicht belastend" und 1 „belastend" bestand. Als belastend wurde „eher überfordert" eingruppiert. „Eher unterfordert" und „in der Regel den Anforderungen gewachsen" wurden zu 0 „nicht belastend" sortiert. Mithilfe eines Mittelwertscores entstand aus den drei Variablen die Variable „Arbeitsinhalt". Für den Bereich „Arbeitsaufgabe" wurden die Variablen F411_08/F412_08 „Wie häufig kommt es vor, dass Dinge von Ihnen verlangt werden, die Sie nicht gelernt haben oder die Sie nicht beherrschen?" und F411_04/F412_04 „Wie häufig kommt es vor, dass Sie vor neue Aufgaben gestellt werden, in die Sie sich erst mal hineindenken und einarbeiten müssen?" verwendet. Aus den jeweiligen Variablen entstand mithilfe der Mean-Funktion der Score „Arbeitsaufgabe" mit den Ausprägungen 0 „nicht belastend" und 1 „belastend". Die Variable „Arbeitsorganisation" bestand aus den einzelnen Variablen F411_03/F412_03 „Wie häufig kommt es vor, dass sich ein und derselbe Arbeitsgang bis in alle Einzelheiten wiederholt?", F411_06/F12_06 „Wie häufig kommt es vor, dass Sie bei der Arbeit gestört oder unterbrochen werden?", F411_09/F412_09 „Wie häufig kommt es vor, dass Sie verschiedenartige Arbeiten oder Vorgänge gleichzeitig im Auge behalten müssen?", F411_12/F412_12 „Wie häufig kommt es vor, dass Sie bis an die Grenzen Ihrer Leistungsfähigkeit gehen müssen?" und F411_13/F412_13 „Wie häufig kommt es vor, dass Sie sehr schnell arbeiten müssen?". Es entstand der Score „Arbeitsorganisation" mit den Ausprägungen 0 „nicht belastend" und 1 „belastend. Als letzte Kategorie entstand die „Arbeitsumgebung" mit den Variablen F600_09/F602_09 „Häufigkeit: bei grellem Licht oder schlechter oder zu schwacher Beleuchtung arbeiten", F600_12/F602_12 „ Häufigkeit: unter Lärm arbeiten" und F600_13/F602_13 „Häufigkeit: Umgang mit Mikroorganismen wie Krankheitserregern, Bakterien, Schimmelpilzen oder Viren". Aus allen Variablen entstand hier der Score „Arbeitsumgebung mit den Ausprägungen 0 „nicht belastend" und 1 „belastend". Die Kategorie Arbeitsumgebung wurde miteinbezogen, da auch eine Beeinträchtigung durch die Arbeitsumgebung als psychisch belastend wirken kann.

Zu der jeweiligen Hauptfrage gehörte immer noch eine weitere Frage inwieweit der entsprechende Faktor als belastend empfunden wurde. Mithilfe dieser weiteren Variablen wurden somit alle Variablen zu einem entsprechenden Score zusammengerechnet. Um die Ergebnisse nicht zu verfälschen, war es Bedingung, dass mindestens die Hälfte der Variablen eines Themenbereichs gültig beantwortet werden mussten, um in den Score einbezogen zu werden. Die Auswahl der Fragen für die einzelnen Bereiche erfolgte nach den in Kapitel 2.1. genannten Faktoren für den jeweiligen Arbeitsbereich. Zuletzt wurde aus den Variablen der vier Bereiche „Arbeitsinhalt", „Arbeitsaufgabe", „Arbeitsorganisation" und Arbeitsumgebung ein Gesamtscore „Arbeitsanforderungen" mit den Ausprägungen 0 „nicht belastend" und 1 „belastend" erstellt.

Für die bivariaten Analysen wurden die Variablen aus den univariaten Analysen für weitere Analysen ergänzt um „F1502" aktueller Gesundheitszustand, „F1500_01 bis F1500_23" Beschwerden bei der Arbeit in den letzten 12 Monaten (hierfür wurde ein Mehrfachantwortdatensatz erstellt), Score Entscheidungsspielraum und Score soziale Unterstützung. Der Score Entscheidungsspielraum wurde dabei ähnlich erstellt wie bei den Arbeitsanforderungen. Einbezogen wurden die Variablen F327_01 „Häufigkeit: Dass Sie auf Probleme reagieren und diese lösen müssen?", F327_02 „Häufigkeit: Dass Sie eigenständig schwierige Entscheidungen treffen müssen?", F327_04 „Häufigkeit: Dass Sie Verantwortung für andere Personen übernehmen müssen?", F411_02/412_02 „Wie häufig kommt es vor, dass Ihnen die Arbeitsdurchführung bis in alle Einzelheiten vorgeschrieben ist?", F700_02 „Wie häufig kommt es vor, dass Sie Ihre eigene Arbeit selbst planen und einteilen können?", F700_03 „Wie häufig kommt es vor, dass Sie Einfluss auf die Ihnen zugewiesene Arbeitsmenge haben?" und F700_06 „Wie häufig kommt es vor, dass Sie selbst entscheiden können, wann Sie Pause machen?". Alle Variablen wurden dabei zunächst so umcodiert, dass 1 für „selten bis nie" 2 für „manchmal" und 3 für „häufig" steht. Anschließend entstand mithilfe des Mittelwertscores der Score „Entscheidungsspielraum". Die Ausprägung „Selten bis nie" wurde dabei zu einem geringen Entscheidungsspielraum, „manchmal" zu einem mittleren Entscheidungsspielraum" und „häufig" zu einem hohen Entscheidungsspielraum. Welche Variablen für den Entscheidungsspielraum ausgewählt wurden, stützte sich erneut auf die Informationen aus der Literatur (Kapitel 3)

Für den Score „soziale Unterstützung" wurden die Variablen F700_10 „Wie häufig kommt es vor, dass Sie sich an Ihrem Arbeitsplatz als Teil einer Gemeinschaft fühlen?", F700_11 „Wie oft empfinden Sie die Zusammenarbeit zwischen Ihnen und

Ihren Arbeitskollegen als gut?", F700_12 „Wie oft bekommen Sie Hilfe und Unterstützung für Ihre Arbeit von Kollegen, wenn Sie diese brauchen?", F700_13 „Und wie oft bekommen Sie Hilfe und Unterstützung für Ihre Arbeit von Ihrem direkten Vorgesetzten, wenn Sie diese brauchen?" und F700_14 „Wie oft gibt Ihnen Ihr direkter Vorgesetzter Lob und Anerkennung, wenn Sie gute Arbeit leisten?" genutzt. Die Variablen wurden so umcodiert das 1 für „nie", 2 für „selten", 3 für „manchmal" und 4 für „häufig" steht. Aus allen Variablen entstand der Score „soziale Unterstützung" mit Ausprägungen von 1 bis 4. Die Auswahl der Variablen stützten sich ebenfalls auf die Literatur (Kapitel 4.1.).

Für die multivariaten Analysen werden logistische Regressionsanalysen verwendet. Dafür wurde der Gesundheitszustand von den vier Ausprägungen 1 „ausgezeichnet", 2 „sehr gut", 3 „weniger gut" und 4 „schlecht" in zwei Ausprägungen (Variable F1502_neu) umcodiert. Die Ausprägungen 1 und 2 werden zu 1 „guter Gesundheitszustand" und die Ausprägungen 3 und 4 zu 0 „schlechter Gesundheitszustand". Zusätzlich wurde für weiter Auswertungen ein Score erstellt in dem die Arbeitsanforderungen als belastend und der Gesundheitszustand als schlecht angegeben wurden. Dafür wurde mithilfe des „do if"-Befehls eine neue Variable „F1502_arbeit" erstellt. Eine weitere neue Variable entstand aus dem Score „Arbeitsanforderung" und dem Score „Entscheidungsspielraum" zur Erstellung eines Scores für hohe Arbeitsbelastungen und den jeweiligen Entscheidungsspielraum. So entstanden drei neue Kategorien für 1 „Arbeitsbelastung und geringer Entscheidungsspielraum", 2 „Arbeitsbelastungen und mittlerer Entscheidungsspielraum", 3 „Arbeitsbelastungen und hoher Entscheidungsspielraum", sowie 0 „ keine Arbeitsbelastungen". Zuletzt wurden die Variablen F1501_22 „Emotionale Erschöpfung", F1501_18 „Nervosität und Reizbarkeit", F1501_14 „Nächtliche Schlafstörungen" F1501_08 „Herzschmerzen" und F1501_01 „Rückenbeschwerden" von 1 „ja" und 2 „nein" zu 0 „nein" und 1 „ja" umcodiert, um sie besser für die logistische Regression nutzen zu können. Nach Schilderung der Methodik beginnt nun die Ergebnisauswertung.

7. Ergebnisauswertung

Die Ergebnisauswertung wird in drei Unterkapitel unterteilt. Dazu wird unter 7.1. zunächst auf Auswertungen mit lediglich einer Variablen (univariate Analysen) eingegangen. Dies sind hauptsächlich soziodemographische Variablen und solche die einen Überblick über die berufliche Position der Befragten geben. 7.2. beinhaltet Auswertungen mit zwei kombinierten Variablen (bivariate Analysen) und bildet verschiedene Kreuztabellen ab, die das Thema ausführlich darlegen sollen. Unter 7.3. wird dann mit logistischen Regressionen gearbeitet, die aus zwei oder mehr Variablen bestehen und die in der Methodik aufgestellten Hypothesen überprüfen sollen. Nun folgt zunächst die Darlegung univariater Analysen.

7.1 Univariate Analysen

Um den Datensatz besser einordnen zu können und herauszufinden, welche Personen an der Befragung teilgenommen haben, folgen nun einige Häufigkeitsauswertungen.

Soziodemographische Daten

In Abbildung 4 wird das Alter der Beschäftigten dargestellt. Mit 33,6 % waren die meisten befragten Personen zwischen 46 und 55 Jahren alt. Gefolgt den 56- bis 65-Jährigen mit 25,4 %. An dritter Stelle lagen mit 19,7 % die 36- bis 45-Jährigen, sowie an vierter Stelle die 26- bis 35-Jährigen mit 15,2 %. Weniger vertreten waren die Altersgruppen 16 bis 25 Jahre, 66 bis 75 Jahre und 76 Jahre und älter.

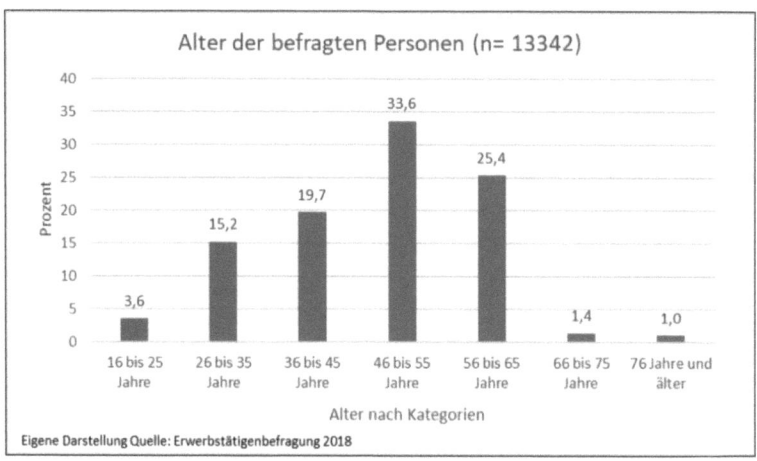

Abbildung 4: Alter der befragten Personen

Ergebnisauswertung

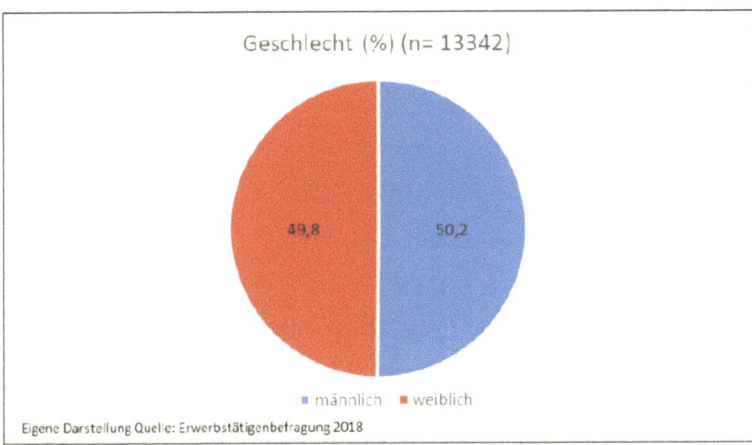

Abbildung 5: Geschlecht der befragten Personen

49,8 % der Befragten waren weiblich, 50,2 % männlich, sodass ein sehr ausgeglichenes Verhältnis zwischen Frauen und Männern bestand (Abbildung 5).

Bei dem Berufsabschluss (Abbildung 6) wurden nur sechs Kategorien berücksichtigt. Alle weiteren wurden nicht aufgeführt. 775 Personen machten zudem keine Angaben. 59,2 % der 12567 Befragten wiesen eine betriebliche Berufsausbildung auf. 21,9 % hatten einen Universitätsabschluss, sowie 9 % eine schulische Berufsausbildung. 7,5 % gaben einen Fachhochschulabschluss und 1 % eine Beamtenausbildung an. 0,9 % hatten einen anderen Ausbildungsabschluss.

Ergebnisauswertung

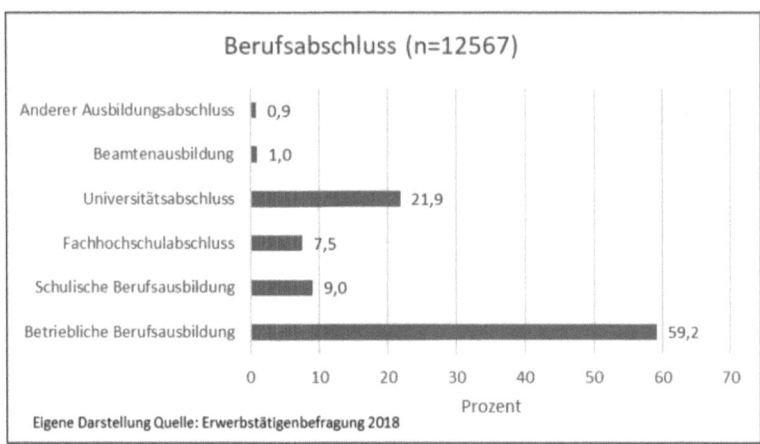

Abbildung 6: Berufsabschluss der befragten Personen

Zur Tätigkeit Bei der Führungsebene (Abbildung 7) machten lediglich 3577 Personen Angaben. Die Kategorien „es gibt nur eine Führungsebene" und „Person kann sich nicht eindeutig zuordnen" wurden nicht weiter berücksichtigt. Es verblieben 51 %, die angaben, sich in der mittleren Führungsebene zu befinden. 29,2 % arbeiteten in der unteren Führungsebene und 16,7 % in der oberen Führungsebene.

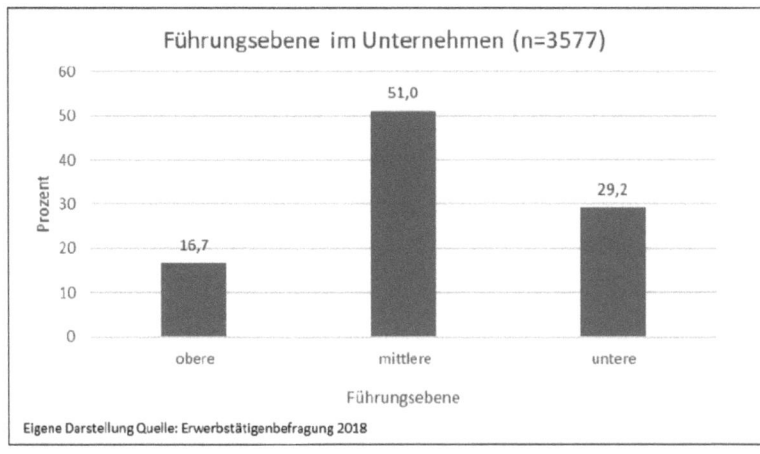

Abbildung 7: Führungsebene im Unternehmen

Gleichzeitig machten 9301 Personen Angaben zu dem Niveau ihrer Tätigkeit (Abbildung 8). 49,7 % gingen einer qualifizierten, 31,4 % einer hochqualifizierten und 17,9 % einer einfachen Tätigkeit nach.

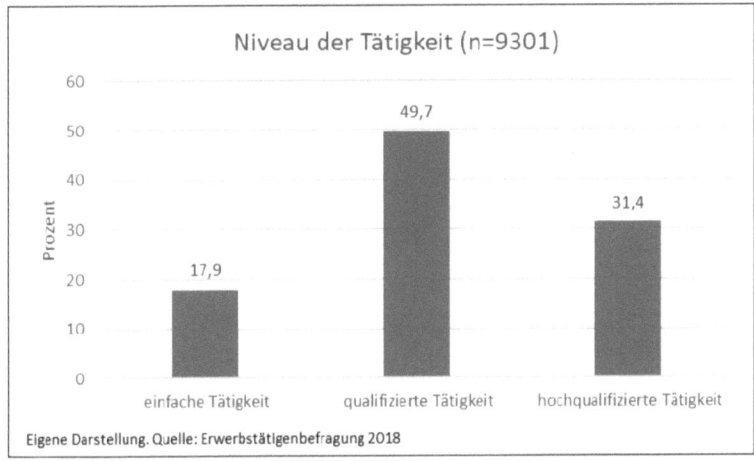

Abbildung 8: Niveau der Tätigkeit

Belastungen am Arbeitsplatz

40,3 % der befragten 13342 Personen gaben an, dass das Stresslevel an ihrem Arbeitsplatz in den letzten zwei Jahren zugenommen hat. 53,9 % fanden der Stress sei gleichgeblieben und lediglich 5,5 % gaben an, dass das Stresslevel gesunken sei (Abbildung 9).

Ergebnisauswertung

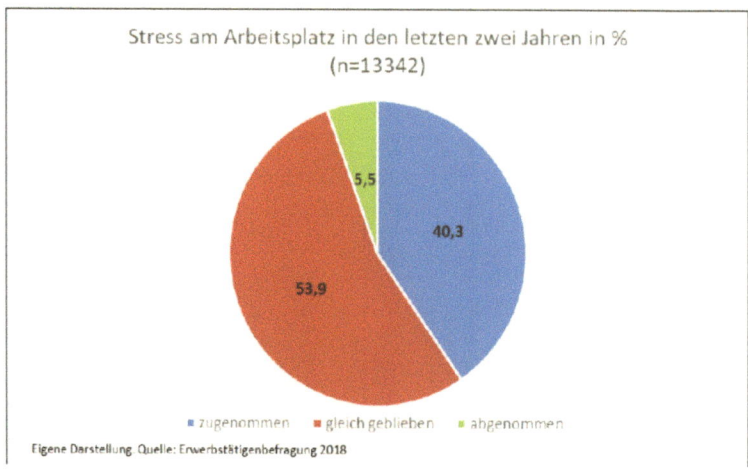

Abbildung 9: Veränderungen von Stress am Arbeitsplatz

Zusätzlich gaben 46,8 % der Befragten eine Zunahme der Arbeitsanforderungen in den letzten zwei Jahren an. 51,4 % gaben hingegen an, die Arbeitsanforderungen seien gleichgeblieben. Bei 1,5 % sanken die Arbeitsanforderungen (Abbildung 10).

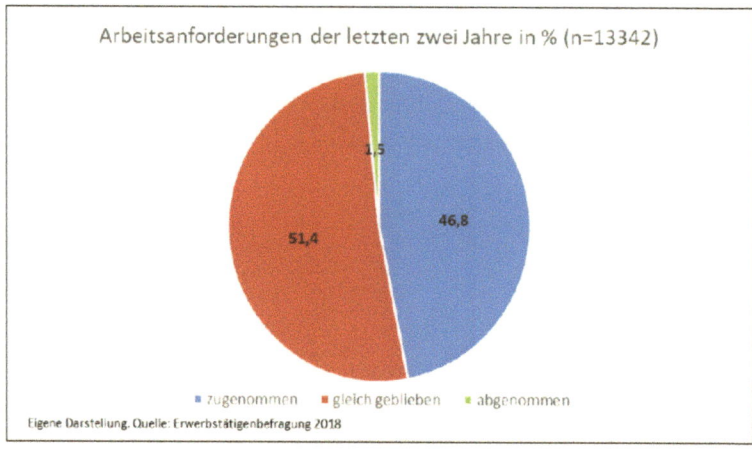

Abbildung 10: Veränderung der Arbeitsanforderungen

Die Arbeitszufriedenheit fiel positiv aus. 58,1 % der Befragten gaben an zufrieden zu sein, 33,3 % sogar sehr zufrieden. Lediglich 7 % waren weniger zufrieden mit ihrer Arbeit und 1,5 % nicht zufrieden (Abbildung 11).

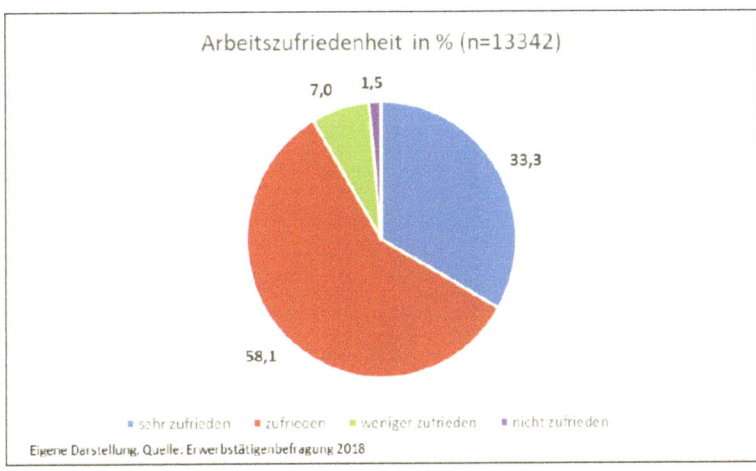

Abbildung 11: Arbeitszufriedenheit

In Abbildung 12 wurden die verschiedenen Arbeitsanforderungs-Indexe gegenübergestellt, um die von den Beschäftigten empfundenen psychischen Belastungen nach einzelnen Bereichen zu kategorisieren (siehe auch Kapitel 6.3.). Bei dem Arbeitsinhalt gaben 89,4 % von 13330 Personen an, diesen als nicht belastend zu empfinden. Lediglich 10,6 % fühlten sich durch den Arbeitsinhalt belastet. Bei der Arbeitsaufgabe fühlten sich 77,2 % von 6134 Personen nicht belastet, 22,2 % hielten diese für belastend. Eine große Belastung ging von der Arbeitsorganisation aus. Hier gaben 55,1 % der 7122 Personen erstmals eine höhere Belastung als Nichtbelastung an. 44,9 % fühlten sich durch die Arbeitsorganisation nicht belastet. Ein noch eindeutigeres Ergebnis erzielte die Kategorie Arbeitsumgebung. Hier gaben 66,9 % von 2662 Personen an, die Arbeitsumgebung als belastend zu empfinden. Lediglich 33,1 % sahen dies anders.

Ergebnisauswertung

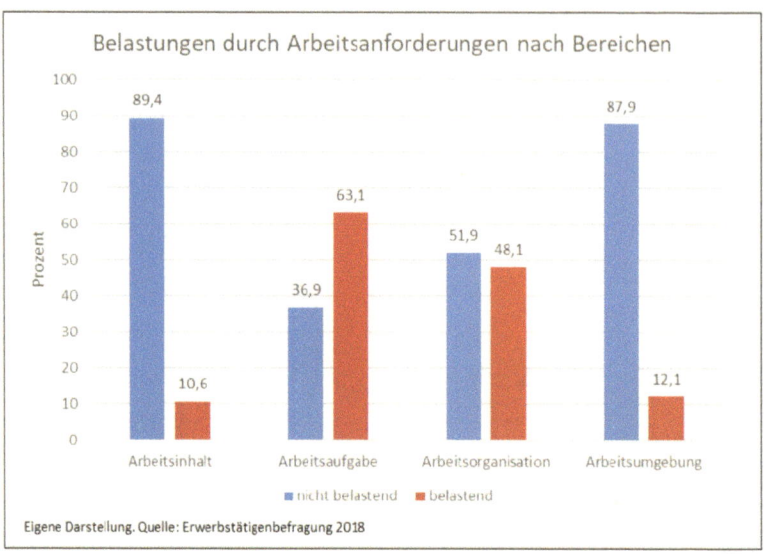

Abbildung 12: Belastungen durch Arbeitsanforderungen nach Bereichen

Nachfolgend wird es nun um die Kreuztabellierung gehen.

7.2 Bivariate Analysen

Stress

Abbildung 13 zeigt das Stresslevel in den letzten zwei Jahren und den Gesundheitszustand. Von 5372 Beschäftigten die angaben, der Stress hätte innerhalb der letzten zwei Jahre zugenommen, beschrieben 5,7 % ihren Gesundheitszustand als ausgezeichnet, 20,1 % als sehr gut, 53,3 % als gut, 17,6 % als weniger gut und 3,1 % als schlecht. Mit insgesamt 20,7 % beschrieb diese Gruppe ihren Gesundheitszustand am häufigsten als weniger gut oder schlecht. Von 7187 Beschäftigten, die ihr Stresslevel als gleichbleibend beschreiben, gaben 10,4 % einen ausgezeichneten Gesundheitszustand, 29,6 % einen sehr guten, 50,5 % einen guten, 8,1 % einen weniger guten und 1,3 % einen schlechten Gesundheitszustand an. Somit beschrieben 9,4 % ihren Gesundheitszustand als weniger gut bis schlecht. Von 733 Beschäftigten, die sagten ihr Stresslevel sei in den letzten zwei Jahren gesunken, gaben 11,3% einen ausgezeichneten Gesundheitszustand an.

24,8 % fanden ihren Gesundheitszustand sehr gut, 49,5 % gut, 13,1 % weniger gut und 1 % schlecht. 14,1 % beschrieben ihren Gesundheitszustand somit als weniger gut bis schlecht. Sie liegen somit noch vor den Personen, die angaben ihr Stresslevel sei gleichgeblieben.

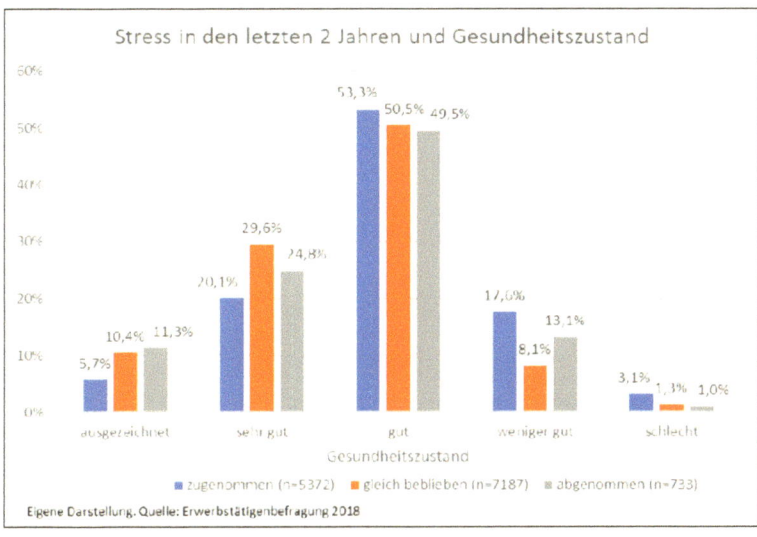

Abbildung 13: Stress in den letzten zwei Jahren und Gesundheitszustand

Tabelle 3 zeigt das Stresslevel in den letzten zwei Jahren und die Beschwerden bei der Arbeit in den letzten 12 Monaten. Von 4042 Personen mit Schlafstörungen gaben 57,5 % an, dass der Stress in den letzten zwei Jahren zugenommen hat. Von 6275 Personen mit allgemeiner Müdigkeit hatten 53 % erhöhten Stress. 1945 Personen hatten Magen- und Verdauungsbeschwerden, davon gaben 54,9 % erhöhten Stress an. Bei Nervosität und Reizbarkeit waren es 59,5 % von 3636 Personen, bei körperlicher Erschöpfung 56,7 % von 4476 Personen, bei emotionaler Erschöpfung 58,5 % von 3688 Personen mit erhöhtem Stress. Den höchsten Wert gab es bei der Niedergeschlagenheit. 61,6 % von 2626 Personen gaben an, erhöhten Stress zu haben.

Stress in den letzten 2 Jahren und Beschwerden bei der Arbeit					
			Stress in den letzten 2 Jahren		
		zugenommen	gleich geblieben	abgenommen	Gesamt
Beschwerden bei der Arbeit in den letzten 12 Monaten	Nächtliche Schlafstörungen	2325	1518	199	4042
		57,5%	37,6%	4,9%	100%
	Allgemeine Müdigkeit, Mattigkeit	3326	2649	300	6275
		53%	42,2%	4,8%	100%
	Magen- oder Verdauungsbeschwerden	1067	774	104	1945
		54,9%	39,8%	5,3%	100%
	Nervosität und Reizbarkeit	2165	1310	161	3636
		59,5%	36%	4,4%	100%
	Niedergeschlagenheit	1604	910	112	2626
		61,1%	34,7%	4,3%	100%
	Körperliche Erschöpfung	2540	1712	224	4476
		56,7%	38,2%	5%	100%
	Emotionale Erschöpfung	2158	1345	185	3688
		58,5%	36,5%	5%	100%
Eigene Darstellung. Quelle: Erwerbstätigenbefragung 2018					

Tabelle 3: Stress der letzten 2 Jahre und Beschwerden

Belastende und nicht belastende Arbeitsanforderungen

Abbildung 14 zeigt wie, durch Arbeitsanforderungen, psychisch belastete und nicht belastete Beschäftigte ihren Gesundheitszustand beschreiben. Von 10.839 Beschäftigten, die ihre Arbeitsanforderungen als nicht psychisch belastend beschreiben, bezeichneten 9,9 % ihren Gesundheitszustand als ausgezeichnet, 28,4 % als sehr gut, 50,8% als gut, 9,3 % als weniger gut und 1,4 % als schlecht. Von den 2502 Beschäftigten, die ihre Arbeitsbedingungen hingegen als psychisch belastend erlebten, gaben nur 2,7 % einen ausgezeichneten Gesundheitszustand an. 13 % hielten den Gesundheitszustand für sehr gut, 54,4 % für gut, 24,9 % für weniger gut und 4,7 % für schlecht. Im Vergleich hielten nur 15,7 % der durch die Arbeitsanforderungen psychisch belasteten Personen ihren Gesundheitszustand für sehr gut bis ausgezeichnet bei den nicht belasteten Personen waren es 38,3 %. Im Gegenzug fanden 29,6 % der psychisch belasteten Personen ihren Gesundheitszustand nur weniger gut bis schlecht. Bei den nicht psychisch belasteten Personen waren es nur 10,7 %.

Ergebnisauswertung

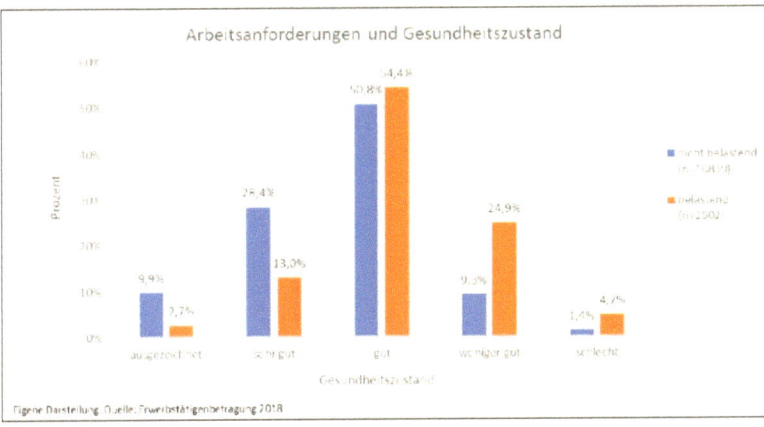

Abbildung 14: Arbeitsanforderungen und Gesundheitszustand

Tabelle 4 beschreibt die Arbeitsanforderungen und die Beschwerden bei der Arbeit in den letzten 12 Monaten. Von 2372 durch Arbeitsanforderungen psychisch belastete Beschäftigte gaben 79,3 % allgemeine Müdigkeit an, 69,8 % Schmerzen im Nacken- und Schulterbereich, 67 % körperliche Erschöpfung, 65,6 % Schmerzen im unteren Rücken, 57,3 Schlafstörungen, 55,8 % Nervosität und Reizbarkeit, 55,4 emotionale Erschöpfung, 51,6 % Kopfschmerzen, 45 % Niedergeschlagenheit, alle weiteren Beschwerden lagen unter 30%. Im Vergleich gaben von 8145 nicht psychisch belasteten Beschäftigte 59,7 % Schmerzen im Nacken- und Schulterbereich, 54,1 % allgemeine Müdigkeit, 52,1 % Schmerzen im unteren Rücken, 39,1 % Kopfschmerzen, 35,6 % körperliche Erschöpfung, 33,1 % Schlafstörungen, alle weiteren Beschwerden lagen unter 30 %. Es zeigen sich Unterschiede von 5 bis 35 % zwischen den beiden Gruppen. Die Beschäftigten, die sich durch ihre Arbeitsanforderungen psychisch belastet fühlen, gaben deutlich häufiger Beschwerden an.

Ergebnisauswertung

		Arbeitsanforderungen und Beschwerden bei der Arbeit in den letzten 12 Monaten		
		Arbeitsanforderungen		
		nicht belastend	belastend	Gesamt
Beschwerden bei der Arbeit	Schmerzen im unteren Rücken, Kreuzschmerzen	4242 52,1%	1557 65,6%	5799
	Schmerzen im Nacken-, Schulterbereich	4862 59,7%	1655 69,8%	6517
	Kopfschmerzen	3184 39,1%	1224 51,6%	4408
	Herzschmerzen, Stiche, Engegefühl in der Brust	559 6,9%	419 17,7%	978
	Atemnot	283 3,5%	212 8,9%	495
	Nächtliche Schlafstörungen	2696 33,1%	1359 57,3%	4055
	Allgemeine Müdigkeit, Mattigkeit oder Erschöpfung	4409 54,1%	1881 79,3%	6290
	Magen- oder Verdauungsbeschwerden	1248 15,3%	700 29,5%	1948
	Hörverschlechterung, Ohrgeräusche	1269 15,6%	691 29,1%	1960
	Nervosität oder Reizbarkeit	2319 28,5%	1324 55,8%	3643
	Niedergeschlagenheit	1569 19,3%	1068 45,0%	2637
	Schwindelgefühl	631 7,7%	400 16,9%	1031
	Körperliche Erschöpfung	2899 35,6%	1589 67,0%	4488
	Emotionale Erschöpfung	2386 29,3%	1313 55,4%	3699
		8145	2372	10517
Eigene Darstellung. Quelle: Erwerbstätigenbefragung 2018				

Tabelle 4: Arbeitsanforderungen und Beschwerden bei der Arbeit

Tabelle 5 zeigt den Zusammenhang zwischen Arbeitsanforderungen und Entscheidungsspielraum. Von 451 Beschäftigten mit geringem Entscheidungsspielraum fühlten sich 80,3 % nicht aufgrund der Arbeitsanforderungen psychisch belastet. 19,7 % fühlten sich psychisch belastet. Von 7115 Beschäftigten mit mittlerem Entscheidungsspielraum gaben 78,2 % an, nicht psychisch belastet und 21,8 % psychisch belastet zu sein. Bei 5771 Beschäftigten mit hohem Entscheidungsspielraum waren 85 % nicht belastet und 15 % belastet. Die größte Belastung zeigte sich demnach bei mittlerem Entscheidungsspielraum. Die drei Gruppen liegen jedoch alle sehr nah bei einander.

Ergebnisauswertung

Arbeitsanforderungen und Entscheidungsspielraum			
	Arbeitsanforderungen		
	nicht belastend	belastend	Gesamt
geringer Entscheidungsspielraum	362 80,3%	89 19,7%	451 100,0%
mittlerer Entscheidungsspielraum	5567 78,2%	1548 21,8%	7115 100,0%
hoher Entscheidungsspielraum	4906 85,0%	865 15,0%	5771 100,0%
Gesamt	10835 81,2%	2502 18,8%	13337 100,0%
Eigene Darstellung. Quelle: Erwerbstätigenbefragung 2018			

Tabelle 5: Arbeitsanforderungen und Entscheidungsspielraum

In Tabelle 6 geht es um den Zusammenhang zwischen Arbeitsanforderungen und sozialer Unterstützung. Hierbei lassen sich deutliche Unterschiede zwischen Personen erkennen, die nie und solche die häufig soziale Unterstützung erhielten. Von 40 Personen die „nie" soziale Unterstützung erhielten, fühlten sich 37,5 % durch die Arbeitsanforderungen psychisch belastet, bei Personen mit seltener sozialer Unterstützung waren es 40,3 % von 516 Personen. Bei 4031 Personen, die manchmal soziale Unterstützung erhielten, waren 27,2 % psychisch belastet und bei Personen mit häufiger sozialer Unterstützung nur noch 14 % von 7346. Es lässt sich erkennen, dass Personen die „nie" soziale Unterstützung erhalten fast dreimal so häufig psychisch belastet sind als solche die „häufig" soziale Unterstützung erhalten.

Ergebnisauswertung

Arbeitsanforderungen und soziale Unterstützung bei der Arbeit				
		Index Arbeitsanforderungen		Gesamt
		nicht belastend	belastend	
Wie oft erhalten Sie soziale Unterstützung bei der Arbeit?	Nie	25	15	40
		62,5%	37,5%	100,0%
	Selten	308	208	516
		59,7%	40,3%	100,0%
	Manchmal	2933	1098	4031
		72,8%	27,2%	100,0%
	Häufig	6317	1029	7346
		86,0%	14,0%	100,0%
	Gesamt	9583	2350	11933
		80,3%	19,7%	100,0%
Eigene Darstellung. Quelle: Erwerbstätigenbefragung 2018				

Tabelle 6: Arbeitsanforderungen und soziale Unterstützung

Entscheidungsspielraum

Tabelle 7 bezieht sich auf den Zusammenhang zwischen Entscheidungsspielraum und sozialer Unterstützung bei der Arbeit. Es zeigt sich, dass Personen mit niedrigem Entscheidungsspielraum seltener angaben, soziale Unterstützung zu erhalten als Personen mit hohem Entscheidungsspielraum. Von 444 Personen mit niedrigem Entscheidungsspielraum erhielten 42,8 % häufig soziale Unterstützung bei der Arbeit, 2,3 % hingegen gar keine. 6707 Personen hatten einen mittleren Entscheidungsspielraum und erhielten in 58,1 % der Fälle häufig soziale Unterstützung. 0,4 % gaben an keine soziale Unterstützung zu erhalten. Personen mit hohem Entscheidungsspielraum erhielten am häufigsten soziale Unterstützung. Von 4782 Personen erhielten 61,6 % häufig soziale Unterstützung und 0,3 % keine.

Ergebnisauswertung

	Entscheidungsspielraum und soziale Unterstützung bei der Arbeit				
	Wie oft erhalten Sie soziale Unterstützung bei der Arbeit?				
	Nie	Selten	Manchmal	Häufig	Gesamt
geringer Entscheidungsspielraum	10	59	185	190	444
	2,3%	13,3%	41,7%	42,8%	100,0%
mittlerer Entscheidungsspielraum	25	339	2449	3894	6707
	,4%	5,1%	36,5%	58,1%	100,0%
hoher Entscheidungsspielraum	5	118	1397	3262	4782
	,1%	2,5%	29,2%	68,2%	100,0%
Gesamt	40	516	4031	7346	11933
	,3%	4,3%	33,8%	61,6%	100,0%
Eigene Darstellung. Quelle: Erwerbstätigenbefragung 2018					

Tabelle 7: Entscheidungsspielraum und soziale Unterstützung

Abbildung 15 verdeutlicht den Zusammenhang zwischen Entscheidungsspielraum und aktuellem Gesundheitszustand. Von 451 Personen mit niedrigem Entscheidungsspielraum gaben lediglich 6,4 % einen ausgezeichneten Gesundheitszustand an. 14,9 % hielten ihren Gesundheitszustand für sehr gut, 51,2 % für gut. Gleichzeitig empfanden jedoch 22 % ihren Gesundheitszustand weniger gut und 4,9 % schlecht. Von 7115 Personen mit mittlerem Entscheidungsspielraum empfanden 7,3 % ihren Gesundheitszustand ausgezeichnet. 22,2 % hielten ihn für sehr gut und 53,8 % für gut. 14,6 % gaben an, ihr Gesundheitszustand sei weniger gut und 2,6 % hielten ihr für schlecht. Ihren Gesundheitszustand am besten beschrieben Personen mit hohem Entscheidungsspielraum. Von 5771 Personen empfanden 10,3 % ihren Gesundheitszustand ausgezeichnet, 30,4 % immer noch sehr gut, 48,7 % gut. 9,3 % weniger gut und 1,1 % schlecht. Demnach beurteilen Personen mit hohem Entscheidungsspielraum ihren Gesundheitszustand besser als solche mit niedrigem Entscheidungsspielraum.

Ergebnisauswertung

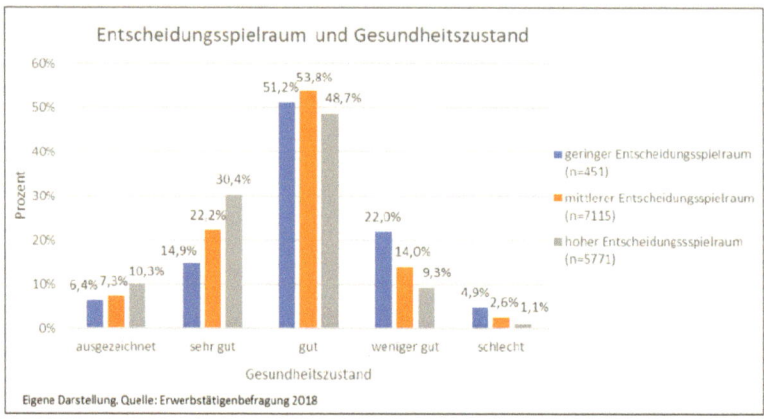

Abbildung 15: Entscheidungsspielraum und Gesundheitszustand

In Tabelle 8 werden der Entscheidungsspielraum und die Beschwerden bei der Arbeit zusammengebracht. Bei den 385 Personen mit niedrigem Entscheidungsspielraum gaben mit 61,6 % die meisten Personen Schmerzen im unteren Rücken an. Bei Personen mit mittlerem Entscheidungsspielraum hatten 56,2 % Rückenschmerzen, sowie 49,1 % der Personen mit hohem Entscheidungsspielraum. Ebenfalls führend waren Personen mit niedrigem Entscheidungsspielraum in dem Bereich Niedergeschlagenheit, dies gaben 32,2 % an (27 % mittlerer und 21,1 % hoher Entscheidungsspielraum). Auch körperliche Erschöpfung gaben 48,8 % der Personen mit niedrigem Entscheidungsspielraum an (44,1 % mittlerer und 37,2 % hoher Entscheidungsspielraum). Kopfschmerzen traten hingegen am häufigsten in der Gruppe der Personen mit mittlerem Entscheidungsspielraum auf (41,8 % mittlerer, 33,8 % niedriger, 39,8 % hoher Entscheidungsspielraum). Gleiches galt für die Nervosität und Reizbarkeit (34,5 % mittlerer, 32,8 % hoher, 29,6 % niedriger Entscheidungsspielraum) sowie für emotionale Erschöpfung (34,6 % mittlerer, 34,2 % hoher und 25,2 % niedriger Entscheidungsspielraum). Bei Herzschmerzen, Atemnot, allgemeine Müdigkeit, Magen- und Verdauungsbeschwerden und Schwindelgefühl lagen alle drei Gruppen gleich auf. Lediglich Personen mit hohem Entscheidungsspielraum hatten bei keiner der Beschwerden die höchsten Ausprägungen.

Ergebnisauswertung

Beschwerden bei der Arbeit in den letzten 12 Monaten	Entscheidungsspielraum und Beschwerden bei der Arbeit			
		geringer Entscheidungsspielraum	mittlerer Entscheidungsspielraum	hoher Entscheidungsspielraum	Gesamt
	Schmerzen im unteren Rücken, Kreuzschmerzen	237 61,6%	3358 56,2%	2203 49,1%	5798
	Kopfschmerzen	130 33,8%	2494 41,8%	1783 39,8%	4407
	Herzschmerzen, Stiche, Engegefühl in der Brust	36 9,4%	557 9,3%	385 8,6%	978
	Atemnot	20 5,2%	304 5,1%	171 3,8%	495
	Nächtliche Schlafstörungen	136 35,3%	2308 38,7%	1608 35,9%	4052
	Allgemeine Müdigkeit, Mattigkeit oder Erschöpfung	231 60,0%	3579 59,9%	2479 55,3%	6289
	Magen- oder Verdauungsbeschwerden	69 17,9%	1149 19,2%	730 16,3%	1948
	Nervosität oder Reizbarkeit	114 29,6%	2058 34,5%	1470 32,8%	3642
	Niedergeschlagenheit	124 32,2%	1613 27,0%	899 20,1%	2636
	Schwindelgefühl	43 11,2%	615 10,3%	373 8,3%	1031
	Körperliche Erschöpfung	188 48,8%	2632 44,1%	1668 37,2%	4488
	Emotionale Erschöpfung	97 25,2%	2068 34,6%	1534 34,2%	3699
	Gesamt	385	5971	4483	10839

Eigene Darstellung. Quelle: Erwerbstätigenbefragung 2018

Tabelle 8: Entscheidungsspielraum und Beschwerden bei der Arbeit

Soziale Unterstützung Abbildung 16 zeigt die Verknüpfung von sozialer Unterstützung und dem Gesundheitszustand. Von 40 Personen, die nie soziale Unterstützung erhalten, gaben 25 % an ihr Gesundheitszustand sei schlecht und 27,5 % er sei weniger gut. Zusätzlich hielten nur 25 % ihn für gut, 12,5 % für sehr gut und 10 % für ausgezeichnet. Bei 516 Personen die selten soziale Unterstützung erhalten, empfanden 10,7 % ihren Gesundheitszustand schlecht, sowie 33,1 % weniger gut. 40,7 % konnten ihn noch als gut beschreiben. Lediglich 11,6 % empfanden ihn als sehr gut und nur 3,3 % ausgezeichnet. 4031 Personen gaben an, manchmal soziale Unterstützung zu erhalten. In 2,8% der Fälle hielten sie ihren Gesundheitszustand für schlecht und 17,4 % gaben an, er sei weniger gut. Als gut beschrieben ihn weitere 54 %. Sehr gut empfanden den Gesundheitszustand 19,5 % und ausgezeichnet 6 %. Am besten bewerteten Personen ihren Gesundheitszustand, die häufig soziale Unterstützung erhielten. Nur 9,5 % von insgesamt 7346 Personen hielten den Gesundheitszustand für weniger gut oder schlecht. 51,3 % hielten ihn für gut, 29,2 % für sehr gut und 9,7 % für ausgezeichnet. Über 50 %, die nie soziale Unterstützung erhielten, empfanden den Gesundheitszustand als weniger gut oder schlecht. Bei Personen die häufig soziale Unterstützung erhalten, waren es im Vergleich nicht einmal 10 %.

Ergebnisauswertung

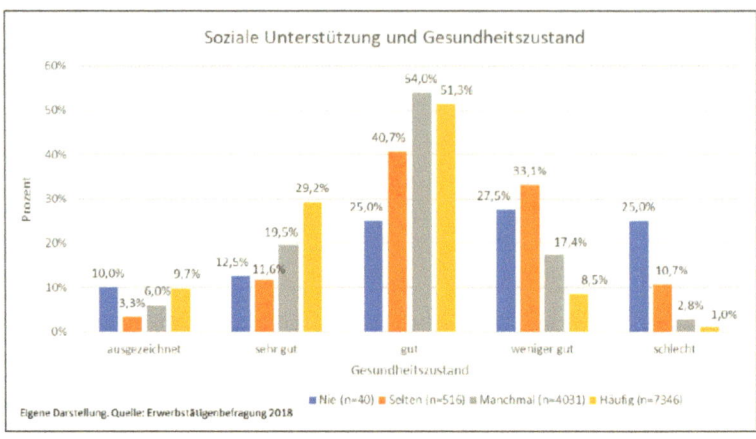

Abbildung 16: Soziale Unterstützung und Gesundheitszustand

In Tabelle 9 wird die soziale Unterstützung im Zusammenhang mit den Beschwerden bei der Arbeit aufgegriffen. Von den 35 Personen, die nie soziale Unterstützung erhielten, gaben 77,1 % körperliche Erschöpfung und allgemeine Müdigkeit an. Weitere häufige Beschwerden waren Schmerzen im Nacken- und Schulterbereich (74,3 %), Schmerzen im unteren Rücken (71,4 %), Schlafstörungen (71,4 %), Nervosität (68,6 %), Niedergeschlagenheit (68,6 %) und emotionale Erschöpfung (62,9 %). Im Vergleich dazu gaben von 5737 Personen mit häufiger sozialer Unterstützung 35,8 % körperliche Erschöpfung, 53,2 % allgemeine Müdigkeit, 59 % Schmerzen im Nacken- und Schulterbereich, 50,7 % Schmerzen im unteren Rücken, 30,8 % Schlafstörungen 27,2 % Nervosität, 17,2 % Niedergeschlagenheit und 28,3 % emotionale Erschöpfung an. Personen, die nie soziale Unterstützung erhielten, gaben fast viermal so häufig Niedergeschlagenheit an wie Personen mit häufiger sozialer Unterstützung. Fast dreimal so häufig kam es zudem zu Nervosität und doppelt so oft zu körperlicher oder emotionaler Erschöpfung und Schlafstörungen. 51,4 % der Personen ohne soziale Unterstützung litten zudem an Kopfschmerzen, 48,6 % an Magen- und Verdauungsbeschwerden, je 31,4 % an Herzschmerzen und Schwindelgefühl und 25,7 % an Atemnot. Bei den Personen mit häufiger sozialer Unterstützung waren es hingegen 38,9 % mit Kopfschmerzen, 14,7 % mit Magen- und Verdauungsbeschwerden, 6,9 % mit Herzschmerzen, 7,9 % mit Schwindelgefühl und 3,2 % mit Atemnot. Atemnot trat damit achtmal so häufig bei Personen ohne soziale Unterstützung auf.

Herzschmerzen immer noch fünfmal so häufig, viermal so häufig waren Schwindelgefühle und dreimal so häufig Magen- und Verdauungsbeschwerden. Personen mit viel sozialer Unterstützung waren demnach weniger belastet als solche ohne soziale Unterstützung.

Soziale Unterstützung und Beschwerden bei der Arbeit in den letzten 12 Monaten						
		Wie oft erhalten sie soziale Unterstützung bei der Arbeit?				
		Nie	Selten	Manchmal	Häufig	Gesamt
Beschwerden bei der Arbeit in den letzten 12 Monaten	Schmerzen im unteren Rücken, Kreuzschmerzen	25	329	2037	2908	5299
		71,4%	68,4%	57,4%	50,7%	
	Schmerzen im Nacken-, Schulterbereich	26	328	2222	3384	5960
		74,3%	68,2%	62,6%	59,0%	
	Kopfschmerzen	18	250	1596	2230	4094
		51,4%	52,0%	44,9%	38,9%	
	Herzschmerzen, Stiche, Engegefühl in der Brust	11	97	375	395	878
		31,4%	20,2%	10,6%	6,9%	
	Atemnot	9	60	199	186	454
		25,7%	12,5%	5,6%	3,2%	
	Nächtliche Schlafstörungen	25	286	1620	1768	3699
		71,4%	59,5%	45,6%	30,8%	
	Allgemeine Müdigkeit, Mattigkeit oder Erschöpfung	27	362	2345	3051	5785
		77,1%	75,3%	66,0%	53,2%	
	Magen- oder Verdauungsbeschwerden	17	151	786	845	1799
		48,6%	31,4%	22,1%	14,7%	
	Nervosität oder Reizbarkeit	24	266	1467	1560	3317
		68,6%	55,3%	41,3%	27,2%	
	Niedergeschlagenheit	24	250	1158	985	2417
		68,6%	52,0%	32,6%	17,2%	
	Schwindelgefühl	11	68	429	453	961
		31,4%	14,1%	12,1%	7,9%	
	Körperliche Erschöpfung	27	301	1756	2054	4138
		77,1%	62,6%	49,5%	35,8%	
	Emotionale Erschöpfung	22	268	1478	1621	3389
		62,9%	55,7%	41,6%	28,3%	
	Gesamt	35	481	3551	5737	9804
Eigene Darstellung: Quelle: Erwerbstätigenbefragung 2018						

Tabelle 9: Soziale Unterstützung und Beschwerden bei der Arbeit

Im Anschluss erfolgt nun die tiefergreifende Analyse mithilfe der logistischen Regression.

7.3 Multivariate Analysen

Zur Beantwortung der in der Methodik formulierten drei Hypothesen wird nun die logistische Regressionsanalyse angewandt. Diese unterteilt sich in mehrere Auswertungen mit unterschiedlichen Schwerpunkten.

Hypothese 1 und 2:

1. Je höher der Entscheidungsspielraum oder die soziale Unterstützung desto geringer ist das psychische Belastungsempfinden durch die Arbeitsanforderungen
2. Je höher der Entscheidungsspielraum oder die soziale Unterstützung desto geringer sind die Auswirkungen psychischer Arbeitsbelastungen auf den Gesundheitszustand

Von 13.342 Fällen wurden 11.933 Fälle in die logistische Regression miteinbezogen (Tabelle 10). Vorhergesagt werden sollte die Chance für belastende oder nicht belastende psychische Arbeitsanforderungen durch die Prädiktoren soziale Unterstützung (Score) und Entscheidungsspielraum (Score) bei der Arbeit. Nach Prüfung der Qualität des Modells durch den Likelihood-Ratio-Test kann es, auf Grundlage des Bestimmtheitsmaßes nach Nagelkerke, als sehr gut eingestuft werden (Block 1 Nagelkerke's R^2=,055 zu Block 2 R^2=,061). Es besteht ein hoher Anteil erklärter Varianz. Der Hosmer-Lemeshow-Test ist zudem nicht signifikant (p=,599) und daher kann das Modell als ausreichend gut befunden werden. Die Ergebnisse zeigen, dass seltene und gelegentliche soziale Unterstützung im Vergleich zu keiner sozialen Unterstützung im ersten und zweiten Block keine Effekte erzielt (Block 1 selten : p=,727 CI=(,580-2,186),manchmal: p= ,151 CI=(328-1,188); Block 2: selten: p=,753 CI=(,571-2,167), manchmal: p=,154 CI=(,327-1,193)). Gleiches gilt für eine hohen Entscheidungsspielraum im Vergleich zu einem niedrigem Entscheidungsspielraum (p=,924 CI=(,786-1,304)). Auch dies hat keinen Effekt auf die Arbeitsbelastungen. In Block 1 lässt sich nur für eine Kategorie ein Vorhersagewerte der sozialen Unterstützung feststellen. Beschäftigte, die häufig soziale Unterstützung erhalten, haben im Vergleich zu Beschäftigten, die nie soziale Unterstützung erhalten, eine 73% niedrigere Chance Arbeitsanforderungen als psychisch belastend zu empfinden. In Block 2 verändert sich dieser Wert unter Einfluss des Entscheidungsspielraums nur minimal. Beim mittleren Entscheidungsspielraum lässt sich im Vergleich zum niedrigen Entscheidungsspielraum eine 41% höhere Chance für Arbeitsanforderungen, die als psychisch belastend empfunden werden, vorhersagen. Es zeigt sich daher, dass eine häufige soziale Unterstützung am Arbeitsplatz zu weniger empfundenen Arbeitsbelastungen führt. Personen mit mittlerem Entscheidungsspielraum fühlen sich jedoch tendenziell mehr belastet als solche mit niedrigem Entscheidungsspielraum.

Logistische Regressionsanalyse: Arbeitsbelastungen							
		Regressions-koeffizientB	SE	df	p	Exp(B)	95% CI	
							Unterer Wert	Oberer Wert
Block 1								
	Soziale Unterstützung			3	,000			
	Selten	,118	,339	1	,727	1,126	,580	2,186
	Manchmal	-,472	,329	1	,151	,624	,328	1,188
	Häufig	-1,304	,328	1	,000	,271	,143	,517
	Konstante	-,511	,327	1	,118	,600		
Block 2								
	Soziale Unterstützung			3	,000			
	Selten	,107	,340	1	,753	1,113	,571	2,167
	Manchmal	-,471	,330	1	,154	,624	,327	1,193
	Häufig	-1,281	,331	1	,000	,278	,145	,531
	Entscheidungsspielraum			2	,000			
	Mittlerer Entscheidungsspielraum	,344	,126	1	,006	1,410	1,103	1,804
	Hoher Entscheidungsspielraum	,012	,129	1	,924	1,012	,786	1,304
	Konstante	-,731	,341	1	,032	,481		
Abhängige Variable Arbeitsanforderungen: 0= nicht belastend, 1= belastend, Referenzkategorien der UVs: bei sozialer Unterstützung = "nie", bei Entscheidungsspielraum ="geringer Entscheidungsspielraum".Eigene Darstellung Quelle: Erwerbstätigenbefragung 2018							

Tabelle 10: Logistische Regressionsanalyse I

Für die zweite logistische Regressionsanalyse (Tabelle 11) wurden 11.927 von 13.342 Fällen miteinbezogen. Mit diesem Modell soll vorhergesagt werden, wie wahrscheinlich das Auftreten psychischer Arbeitsbelastungen und ein gleichzeitig schlechter Gesundheitszustand (Score) sind. Als Prädiktoren werden die soziale Unterstützung (Score) und der Entscheidungsspielraum (Score) aufgenommen. Nach Überprüfung durch den Likelihood-Ratio-Test wird das Modell ebenfalls als sehr gut eingestuft ((Block 1 Nagelkerke's R^2=,099 zu Block 2 R^2=,110). Der Hosmer-Lemeshow-Test ist ebenfalls nicht signifikant und damit wird das Modell als ausreichend gut befunden (p=,073). In Block 1 zeigt sich keine Signifikanz zwischen seltener und fehlender sozialer Unterstützung (p=,387 CI=(,361-1,483)). Es lässt sich jedoch ein Effekt für gelegentliche und häufige soziale Unterstützung feststellen. Beschäftigte, die manchmal soziale Unterstützung erhalten, haben im Vergleich zu Beschäftigten, die nie soziale Unterstützung erhalten, eine 76 % geringere Chance für psychische Arbeitsbelastungen und einen schlechten Gesundheitszustand (p=,000 CI= (,120-,474). Beschäftigte mit häufiger sozialer Unterstützung haben sogar eine 93 % geringere Chance für psychische Arbeitsbelastungen und einen schlechten Gesundheitszustand im Vergleich zu Beschäftigten ohne soziale Unterstützung. Im Block 2 hat seltene soziale Unterstützung weiterhin keinen Effekt (p=,447 CI=(,373-1,544)). Alle weiteren Effekte sozialer Unterstützung bleiben auch nach Hinzufügen der Variable „Entscheidungsspielraum" konstant. Ein mittlerer Entscheidungsspielraum kann keinen Effekt auf die Arbeitsbelastungen und den Gesundheitszustand vorhersagen (p=,355 CI=,830-1,680)). Beschäftigte mit einem hohen Entscheidungsspielraum haben jedoch im Vergleich zu Beschäftigten mit niedrigem Entscheidungsspielraum eine 39 % geringere Chance für psychische Arbeitsbelastungen und einen schlechten Gesundheitszustand (p=,011 CI=(,422-,896)). Es lässt sich festhalten, dass häufige soziale Unterstützung am Arbeitsplatz vor psychischen Arbeitsbelastungen und einem schlechten Gesundheitszustand schützt ebenso wie ein hoher Entscheidungsspielraum.

Logistische Regressionsanalyse belastende Arbeitsanforderungen und schlechter Gesundheitszustand								
		Regressions-koeffizientB	SE	df	p	Exp(B)	95% CI	
							Unterer Wert	Oberer Wert
Block 1								
	Soziale Unterstützung			3	,000			
	Selten	-,312	,360	1	,387	,732	,361	1,483
	Manchmal	-1,432	,349	1	,000	,239	,120	,474
	Häufig	-2,723	,352	1	,000	,066	,033	,131
	Konstante	-,847	,345	1	,014	,429		
Block 2								
	Soziale Unterstützung			3	,000			
	Selten	-,276	,362	1	,447	,759	,373	1,544
	Manchmal	-1,348	,353	1	,000	,260	,130	,518
	Häufig	-2,590	,356	1	,000	,075	,037	,151
	Entscheidungsspielraum			2	,000			
	Mittlerer Entscheidungsspielraum	,166	,180	1	,355	1,181	,830	1,680
	Hoher Entscheidungsspielraum	-,486	,192	1	,011	,615	,422	,896
	Konstante	-,900	,372	1	,015	,407		

Abhängige Variable: belastende Arbeitsanforderungen und Gesundheitszustand 0= alle Anderen, 1= hohe Belastung und schlechter Gesundheitszustand, Referenzkategorien der UVs: bei soziale Unterstützung = "nie", bei Entscheidungsspielraum ="geringer Entscheidungsspielraum".Eigene Darstellung Quelle: Erwerbstätigenbefragung 2018

Tabelle 11: Logistische Regressionsanalyse II

In der dritten Regressionsanalyse (Tabelle 12) geht es um das Zusammenspiel von Arbeitsbelastungen und dem Entscheidungsspielraum. Es wurden 13.313 von 13.342 Fällen einbezogen. Es sollte vorhergesagt werden, inwieweit sich der Prädiktor hohe Arbeitsbelastung und Entscheidungsspielraum (Score) auf den Gesundheitszustand auswirkt. Nach Überprüfung durch den Likelihood-Ratio-Test wird das Modell als sehr gut eingestuft (Nagelkerke`s R^2=,073). Der Hosmer-Lemeshow-Test gibt den höchstmöglichen Wert von 1 aus, wodurch das Modell als ausreichend gut zur Vorhersage bezeichnet werden kann. Im Modell zeigt sich der Unterschied zwischen Beschäftigten mit psychischen Arbeitsbelastungen und mittlerem oder hohem Entscheidungsspielraum im Vergleich zu Beschäftigten mit psychischen Arbeitsbelastungen und geringem Entscheidungsspielraum. Beschäftigte ohne Arbeitsbelastungen haben im Vergleich zu Beschäftigten mit psychischen Arbeitsbelastungen und geringem Entscheidungsspielraum eine fast

7x so hohe Chance auf einen guten Gesundheitszustand (p=,000 CI=(4,544-10,611)). Beschäftigte mit psychischen Arbeitsbelastungen und einem mittleren Entscheidungsspielraum haben eine fast doppelt so große Chance auf einen guten Gesundheitszustand als solche mit psychischer Arbeitsbelastungen und geringem Entscheidungsspielraum (p=,020 CI=(1,084-2,577)). Bei Beschäftigten mit psychischen Arbeitsbelastungen aber hohem Entscheidungsspielraum ist die Chance für einen guten Gesundheitszustand, im Vergleich zu Personen mit psychischen Arbeitsbelastungen und geringem Entscheidungsspielraum, 3x so hoch (p=,000 CI=(1,921-4,723)). Somit haben Beschäftigte mit hohem Entscheidungsspielraum und psychischen Arbeitsbelastungen eine deutlich bessere Chance auf einen guten Gesundheitszustand als solche mit geringem Entscheidungsspielraum.

Logistische Regressionsanalyse Gesundheitszustand, Arbeitsbelastung und Entscheidungsspielraum							
	Regressions-koeffizientB	SE	df	p	Exp(B)	95% CI	
						Unterer Wert	Oberer Wert
Arbeitsbelastung und Entscheidungsspielraum			3	,000			
Keine Arbeitsbelastung	-1,938	,216	1	,000	6,944	4,544	10,611
Arbeitsbelastung und mittlerer Entscheidungsspielraum	,514	,221	1	,020	1,672	1,084	2,577
Arbeitsbelastung und hoher Entscheidungsspielraum	1,103	,229	1	,000	3,012	1,921	4,723
Konstante	,182	,214	1	,394	1,200		
Abhängige Variable: Gesundheitszustand 0=schlecht 1=gut, Referenzkategorie der UV= "Arbeitsbelastung und geringer Entscheidungsspielraum". Eigene Darstellung Quelle: Erwerbstätigenbefragung 2018							

Tabelle 12: Logistische Regressionsanalyse III

Insgesamt lässt sich durch die Modelle sagen, dass soziale Unterstützung am Arbeitsplatz einen sehr ausgeprägten positiven Effekt auf die durch Arbeitsanforderungen empfundene psychische Belastung und den Gesundheitszustand hat. Mehr Entscheidungsspielraum kann hingegen auch zu höheren psychischen Arbeitsbelastungen führen, jedoch nicht zwangsläufig zu einem schlechten Gesundheitszustand. Hohe psychische Arbeitsbelastungen erwiesen sich bei Personen mit hohem Entscheidungsspielraum als weniger gravierend für den Gesundheitszustand als bei solchen mit geringem Entscheidungsspielraum.

Hypothesen 3 und 4:

1. Je höher der Entscheidungsspielraum oder die soziale Unterstützung desto größer die gesundheitsfördernde Wirkung
2. Je geringer der Entscheidungsspielraum oder die soziale Unterstützung desto größer sind die gesundheitlichen Beeinträchtigungen

Für Hypothese 3 und 4 wurden ebenfalls logistische Regressionsanalysen durchgeführt. Die vierte logistische Regression (Tabelle 13) schließt dabei 11.906 von 13342 Fällen ein. Es wurde ebenfalls hierarchisch vorgegangen, sodass in Block 1 nur die Arbeitsanforderungen, in Block 2 die Arbeitsanforderungen und die soziale Unterstützung und in Block 3 die Arbeitsanforderungen, die soziale Unterstützung und der Entscheidungsspielraum berücksichtigt wurden. Vorhergesagt werden soll in diesem Modell inwieweit sich die Prädiktoren Arbeitsanforderungen, soziale Unterstützung und Entscheidungsspielraum auf den Gesundheitszustand auswirken. Nach Überprüfung durch den Likelihood-Ratio-Test wird das Modell als sehr gut eingestuft. Nach Hinzufügen der einzelnen Variablen ist eine deutliche Steigerung der Werte zu erkennen (Block 1 Nagelkerke's R^2=,069 zu Block 2 R^2=,123 zu Block 3 R^2=,131). Der Hosmer-Lemeshow-Test gibt Werte zwischen p= 0 und p=,959 aus, wodurch das Modell als ausreichend gut bezeichnet werden kann. In Block 1 zeigt sich, dass eine starkes Empfinden von psychischen Arbeitsbelastungen, im Vergleich zu nicht belasteten Beschäftigten, die Chance für einen guten Gesundheitszustand um 73 % verringert (p=,000 CI=(,256-318)).

Wird in Block 2 zusätzlich die soziale Unterstützung aufgenommen, verändert sich auch die Arbeitsbelastung. Beschäftigte, die sich durch die Arbeitsanforderungen psychisch belastet fühlen, haben nun, im Vergleich zu nicht Belasteten, nur noch eine 66 % geringere Chance für einen guten Gesundheitszustand. Bei der sozialen Unterstützung hat eine seltene soziale Unterstützung erneut keinen Effekt (p=,246 CI=(,762-2,884)). Starke Effekte werden hingegen durch gelegentliche und häufige soziale Unterstützung hervorgesagt. Beschäftigte die gelegentlich soziale Unterstützung erhalten, haben eine mehr als viermal so hohe Chance für einen guten Gesundheitszustand als Beschäftigte ohne soziale Unterstützung am Arbeitsplatz (p=,000 CI=2,214-8,048)). Beschäftigte mit häufiger sozialer Unterstützung sogar eine fast neunmal so hohe Chance für einen besseren Gesundheitszustand (im Gegensatz zu Beschäftigten ohne soziale Unterstützung) (p=,000 CI=(4,584-16,666)). Durch das Hinzufügen des Entscheidungsspielraum bei der Arbeit in Block 3, verändert sich der Effekt der Arbeitsanforderungen erneut, jedoch nur noch minimal. Beschäftigte, die ihre Arbeitsanforderungen als psychisch belastend empfinden, haben im Vergleich zu Beschäftigten, die dies nicht empfinden, nun noch eine 65 % geringere Chance für einen guten Gesundheitszustand. Weiterhin keinen Effekt auf den Gesundheitszustand hat eine seltene soziale Unterstützung (p=,382 CI=(,690-2,634)). Der Effekt gelegentlicher und häufiger sozialer Unterstützung im Vergleich zu keiner sozialen Unterstützung ist zwar gesunken, jedoch immer noch stark ausgeprägt (gelegentliche soziale Unterstützung 3,6x so hoch (p=,000 CI=(1,887-6,932)), häufige soziale Unterstützung mehr als 7x so hoch (p=,000 CI=(3,763-13,840))). Beschäftigte mit mittlerem Entscheidungsspielraum haben im Vergleich zu Beschäftigten mit geringem Entscheidungsspielraum bei der Arbeit eine 60 % höhere Chance für einen guten Gesundheitszustand (p=,000 CI=(1,262-2,022)). Bei Beschäftigten mit hohem Entscheidungsspielraum ist die Chance für einen guten Gesundheitszustand doppelt so hoch wie bei niedrigem Entscheidungsspielraum (p=,000 CI=(1,725-2,820)). Hohe Arbeitsbelastungen können die Gesundheit einschränken. Soziale Unterstützung und Entscheidungsspielraum bei der Arbeit verbessern die Auswirkungen von Arbeitsbelastungen für den Gesundheitszustand. Gleichzeitig wirken sich soziale Unterstützung und Entscheidungsspielraum auch allgemein positiv auf den Gesundheitszustand aus.

Ergebnisauswertung

Logistische Regressionsanalyse Gesundheitszustand, Arbeitsanforderungen, soz. Unterstützung, Entscheidungsspielraum								
		RegressionskoeffizientB	SE	df	p	Exp(B)	95% CI Unterer Wert	Oberer Wert
Block 1								
	Arbeitsanforderungen	-1,254	,056	1	,000	,285	,256	,318
	Konstante	2,087	,033	1	0,000	8,064		
Block 2								
	Arbeitsanforderungen	-1,062	,058	1	,000	,346	,309	,387
	Soziale Unterstützung			3	,000			
	Selten	,394	,340	1	,246	1,482	,762	2,884
	Manchmal	1,440	,329	1	,000	4,221	2,214	8,048
	Häufig	2,168	,329	1	,000	8,740	4,584	16,666
	Konstante	,286	,327	1	,383	1,331		
Block 3								
	Arbeitsanforderungen	-1,051	,058	1	,000	,350	,312	,392
	Soziale Unterstützung			3	,000			
	Selten	,299	,342	1	,382	1,348	,690	2,634
	Manchmal	1,286	,332	1	,000	3,617	1,887	6,932
	Häufig	1,976	,332	1	,000	7,217	3,763	13,840
	Entscheidungsspielraum			2	,000			
	Mittlerer Entscheidungsspielraum	,469	,120	1	,000	1,598	1,262	2,022
	Hoher Entscheidungsspielraum	,791	,125	1	,000	2,206	1,725	2,820
	Konstante	-,110	,341	1	,748	,896		

Abhängige Variable: 0= schlechter Gesundheitszustand, 1= guter Gesundheitszustand, Referenzkategorien der UVs: bei Arbeitsanforderungen ="nicht belastend", bei sozialer Unterstützung = "nie", bei Entscheidungsspielraum ="geringer Entscheidungsspielraum".Eigene Darstellung Quelle: Erwerbstätigenbefragung 2018

Tabelle 13: Logistische Regressionsanalyse IV

Um, wie im Forschungsstand bereits erwähnt, noch genauer auf die einzelnen Faktoren der Arbeitsanforderungen, der sozialen Unterstützung und des Entscheidungsspielraums einzugehen, befasst sich die nächste logistische Regressionsanalyse mit den einzelnen Faktoren hinter den Gesamtscores (Tabelle 14 und 15). Das Ziel ist es vorherzusagen, welche Faktoren genau einen Einfluss auf den Gesundheitszustand haben. Als Prädiktoren fungieren erneut die Belastungen durch Arbeitsanforderungen, die soziale Unterstützung, der Entscheidungsspielraum sowie die Kontrollvariablen Alter und Geschlecht. Das Ganze erfolgt in vier Blöcken. Zunächst werden in Block 1 das Alter und das Geschlecht überprüft, in Block 2 kommen die Arbeitsanforderungen, in Block 3 die Faktoren sozialer Unterstützung und zuletzt in Block 4 die Faktoren des Entscheidungsspielraums hinzu.

11.336 von 13.342 Fällen wurden in die Analyse miteinbezogen. Nach Überprüfung durch den Likelihood-Ratio-Test wird das Modell ebenfalls als sehr gut eingestuft ((Block 1 Nagelkerke's R^2=,043; Block 2 R^2=,123; Block 3 R^2=,179; Block 4 R^2=,191). Bei Block 1 war Nagelkerke's R^2 noch sehr gering, steigerte sich dann jedoch durch jeden weiteren Block. Der Hosmer-Lemeshow-Test steigerte sich von Block 1 (p=,023) auf Block 2 (p=,614). Im 3. Block lag der Wert bei p=,222 und stieg im letzten Block erneut auf p=,756. Damit wird das Modell als ausreichend gut befunden. In diesem Modell werden das Alter und das Geschlecht als Kontrollvariablen miteinbezogen. In Block 1 zeigt sich, dass mit Steigen des Alters um ein Jahr die Chance für einen guten Gesundheitszustand um 4 % sinkt (p=,000 CI=(,955-,965)). Gleichzeitig haben Frauen im Vergleich zu Männern eine 21 % geringere Chance auf einen guten Gesundheitszustand (p=,000 CI=(,709-,877)). In Block zwei bleiben die Effekte von Alter und Geschlecht fast identisch. Bei den einzelnen Arbeitsanforderungen kann durch die Arbeitsaufgabe kein Effekt auf den Gesundheitszustand vorhergesagt werden (p=,109 CI=(,978-1,245)). Bei dem Arbeitsinhalt haben Beschäftigte, die sich dadurch belastet fühlen gegenüber nicht Belasteten eine 56 % geringere Chance für einen guten Gesundheitszustand (p=,000 CI=(,379-,505)). Im Bereich Arbeitsorganisation haben 51 % der Belasteten im Vergleich zu Nichtbelasteten eine geringere Chance auf einen guten Gesundheitszustand (p=,000 CI=,434-,552)). Der größte Effekt lässt sich durch die Arbeitsumgebung erzielen. 57 % der Belasteten haben im Vergleich zu Nichtbelasteten eine geringere Chance auf einen guten Gesundheitszustand (p=,000 CI=,371-,490)). In Block 3 werden die Faktoren der sozialen Unterstützung bei der Arbeit aufgenommen. Der Effekt des Alters bleibt unverändert. Frauen haben nun jedoch im Vergleich zu Männern eine 25,7 % geringere Chance auf einen guten Gesundheitszustand. Der Wert steigt um 4,7 % (p=,000 (CI=,663-,833)). Der Effekt der Arbeitsaufgabe auf den Gesundheitszustand ist weiterhin nicht signifikant. Bei den anderen Faktoren der Arbeitsanforderungen lassen sich jedoch Unterschiede feststellen. Der Arbeitsinhalt führt bei Belasteten im Vergleich zu Nichtbelasteten nur noch zu einer 50 % geringeren Chance für einen guten Gesundheitszustand (p=,000 CI=(,431-,582)). Der Wert sinkt um 6%. Die Arbeitsorganisation führt nur noch bei 46,2 % der Belasteten zu einer geringeren Chance auf einen guten Gesundheitszustand als bei nichtbelasteten Personen (p=,000 CI=(,475-,609)). Eine Abnahme um 4,8 %. Zuletzt haben Belastete durch die Arbeitsumgebung noch eine 48,5 % geringere Chance auf einen guten Gesundheitszustand im Vergleich zu Nichtbelasteten (p=,000 CI=(,371-,490)). Die soziale Unterstützung puffert somit die Belastungen durch die Arbeitsanforderungen ab. Im Bereich soziale Unterstützung selbst kommen fünf Bereiche zusammen. Beschäftigte, die häufig Lob durch den Vorgesetzten erhalten, haben im Vergleich zu Beschäftigten ohne Lob eine 2,2x so große Chance für einen guten Gesundheitszustand (p=,000 CI=(1,561-3,038)). Die Kategorien „selten" und „manchmal" haben keinen Effekt auf den Gesundheitszustand (p=,101; p=,074). Gleiches gilt für eine gute Zusammenarbeit mit Kollegen. Wer diese häufig als gut beschreibt, hat im Vergleich zu Beschäftigten, die diese nie als gut beschreiben eine 2,1x so große Chance für einen guten Gesundheitszustand (p=,031 CI=(1,071-4,023)). Auch hier haben die Werte „manchmal" und „selten" keinen Effekt (p=,452; p=,295). Bei der Unterstützung durch Kollegen konnte kein Effekt für den Gesundheitszustand vorhergesagt werden (p=,549;p=,403;p=,121). Bei der Unterstützung durch Vorgesetzte haben Beschäftigte die „manchmal" angaben eine 34,7 % höhere Chance für einen guten Gesundheitszustand als Beschäftigte ohne Unterstützung durch den Vorgesetzten (p=,018 CI=(1,052-1,724)). Gleichzeitig haben Beschäftigte, die häufig von ihren Vorgesetzten unterstützt werden im Vergleich zu Beschäftigten ohne Unterstützung eine 36,1 % höhere Chance für einen guten Gesundheitszustand (p=,015 CI=(1,063-1,744). Die Kategorie „selten" hatte keinen Effekt auf den Gesundheitszustand (p=,912).

Sich als Teil der Gemeinschaft zu fühlen hatte durchweg positive Auswirkungen auf die Gesundheit. Personen, die sich selten als Teil der Gemeinschaft fühlten, hatten im Vergleich zu Personen, die sich nicht als Teil der Gemeinschaft fühlten, eine 50 % höhere Chance auf einen guten Gesundheitszustand (p=,000 CI=(1,246-1,816). Bei Personen, die „manchmal" angaben, waren es 82,5 % (p=,000 CI=(1,502-2,219) und bei Personen die häufig Teil der Gemeinschaft waren, waren es 89,7%, die eine Chance auf einen guten Gesundheitszustand hatten (p=,000 CI=(1,537-2,340). Die stärksten Auswirkungen auf den Gesundheitszustand hatten somit das Lob durch den Vorgesetzten, eine gute Zusammenarbeit mit den Kollegen und sich als Teil einer Gemeinschaft zu fühlen. In Block 4 wird zusätzlich der Entscheidungsspielraum bei der Arbeit mitaufgenommen. Der Effekt des Alters ändert sich erneut nicht. Bei dem Geschlecht sinkt der Wert leicht ab. Frauen haben somit im Vergleich zu Männern eine 24 % geringere Chance für einen guten Gesundheitszustand (p=,000 CI=(,677-,855)). Die Arbeitsaufgabe bleibt weiterhin nicht signifikant (p=,513). Auch die Belastungen durch den Arbeitsinhalt bleiben weiterhin konstant und liegen bei Belasteten nun bei 50,3 % im Vergleich zu nicht Belasteten (p=,000 CI=(,427-,578)). Bei der Arbeitsorganisation haben Belastete nun eine 46 % geringere Chance auf einen guten Gesundheitszustand im Vergleich zu Nichtbelasteten. Eine Senkung um weitere 0,2 %. Die Arbeitsumgebung führt nur noch bei 45 % der Belasteten im Vergleich zu Nichtbelasteten zu einer geringeren Chance für eine gute Gesundheit. Der Wert sinkt durch die Aufnahme des Entscheidungsspielraums um 3,5 %. Das Lob durch den Vorgesetzten ist erneut nur bei der Ausprägung „häufig" signifikant. Die Chance für einen guten Gesundheitszustand ist bei Personen, die häufig Lob bekommen, immer noch 97,4

% höher als bei Personen, die nie Lob erhalten. Im Vergleich zu vorher sinkt der Wert nach Hinzufügen des Entscheidungsspielraums jedoch leicht ab (p=,000 CI=(1,407-2,768)).

Die Zusammenarbeit mit den Kollegen ist nach Hinzufügen des Entscheidungsspielraums nicht mehr signifikant für den Gesundheitszustand (p=,512; p=,420; p=,064). Gleiches gilt für die Unterstützung durch Kollegen und den Gesundheitszustand (p=,532; p=,429; p=,110). Bei der Unterstützung durch Vorgesetzte sind weiterhin „manchmal" und „häufig" signifikant. Personen, die manchmal Unterstützung durch den Vorgesetzten erhalten, haben im Vergleich zu denen, die keine Unterstützung erhalten, eine 28,9 % höhere Chance auf einen guten Gesundheitszustand (p=,046; CI=(1,005-1,653)). Dieser Wert sinkt im Vergleich zu vorher um 5,8 %. Bei denen, die häufig Unterstützung durch die Vorgesetzten erhalten sind es 32,4 %, die eine bessere Gesundheitschance haben, im Vergleich zu denen die keine Unterstützung erhalten (p=,027 CI=(1,032-1,699)). Der Wert sinkt um 3,7 %. Bei der Kategorie „sich als Teil der Gemeinschaft fühlen" hatten Personen, die dies selten erleben, im Vergleich zu denen, die dies nie erleben, eine 43,4 % höhere Chance für einen guten Gesundheitszustand (p=,000 CI=(1,186-1,733)). Dieser Wert sank um 6,6 %. Personen, die „manchmal" angaben, hatten im Vergleich eine 67,4 % höhere Chance auf eine gute Gesundheit (p=,000 CI=(1,74-2,041)). Das ist eine Senkung um 15,1 %. Bei Personen die „häufig" ein Teil der Gemeinschaft waren, waren es im Vergleich zu denen die sich nicht als Teil der Gemeinschaft fühlten 71,5 % (p=,000 CI=(1,386-2,123)): Der Wert sinkt ebenfalls um 18,2 %. Die soziale Unterstützung hat somit immer noch starke Auswirkungen auf den Gesundheitszustand aber nicht mehr in dem Umfang, wenn der Entscheidungsspielraum hinzukommt. Beim Entscheidungsspielraum konnte nur einigen Einzelfaktoren eine Signifikanz zugeordnet werden. Personen die manchmal die Entscheidung über die Pause treffen konnten, hatten im Vergleich zu denen, die dies selten oder nie konnten, eine 56,1 % höhere Chance für einen guten Gesundheitszustand (p=,016 CI=(1,561-1,088)). Die Ausprägung „häufig" hatte keinen Effekt auf den Gesundheitszustand (p=,051). Keinen Effekt auf den Gesundheitszustand hatte zudem, ob Entscheidungen selbst getroffen werden konnten (p=,116; p=,517). Gleiches gilt für das Übernehmen von Verantwortung für andere Personen (p=,077; p=,080). Bei den vorgeschriebenen Arbeitsdurchführungen hatten die Personen, bei denen das selten oder nie der Fall war, im Vergleich zu denen, wo dies häufig der Fall war, eine 32,9 % höhere Chance für einen guten Gesundheitszustand (p=,000 CI=(1,150-1,536)). Die Ausprägung „manchmal" hatte hingegen keinen Effekt (p=,252).

Wenn die Arbeit gelegentlich selbst geplant und eingeteilt werden konnte, wirkte sich dies positiv aus. Im Vergleich zu Personen, die selten oder nie diese Möglichkeit hatten, lag die Chance auf einen guten Gesundheitszustand bei 32,9 % (p=,006 CI=(1,087-1,625)). Bei Personen, die „häufig" selbst planen und einteilen konnten, lag die Chance auf eine gute Gesundheit sogar bei 43,1 % im Vergleich zu denen, die selten oder nie die Möglichkeit zum selbst planen und einteilen hatten (p=,000 CI=1,206-1,698)). Der Einfluss auf die Arbeitsmenge hatte ebenfalls keinen Effekt auf den Gesundheitszustand (p=,767;p=,392). Personen, die häufig Probleme bei der Arbeit selbst lösen mussten, hatten im Vergleich zu denen, die das selten oder nie taten, eine 15,9 % höhere Chance auf einen guten Gesundheitszustand (p=,041 CI=(1,006-1,336)). Die Ausprägung „manchmal" hatte auch hier keinen Einfluss (p=,248).

Ergebnisauswertung

Logistische Regressionsanalyse Gesundheitszustand und einzelne Prädiktoren (Teil 1)								
		Regressions-koeffizientB	SE	df	p	Exp(B)	95% CI Unterer Wert	95% CI Oberer Wert
Block 1								
	Alter	-,040	,003	1	,000	,960	,955	,965
	Geschlecht	-,237	,054	1	,000	,789	,709	,877
	Konstante	3,856	,138	1	,000	47,264		
Block 2								
	Alter	-,042	,003	1	,000	,959	,954	,964
	Geschlecht	-,245	,056	1	,000	,783	,701	,874
Arbeits-anforderungen	Arbeitsinhalt	-,827	,073	1	,000	,437	,379	,505
	Arbeitsaufgabe	,099	,062	1	,109	1,104	,978	1,245
	Arbeitsorganisation	-,714	,061	1	,000	,490	,434	,552
	Arbeitsumgebung	-,853	,071	1	,000	,426	,371	,490
	Konstante	4,549	,152	1	,000	94,534		
Block 3								
	Alter	-,041	,003	1	,000	,960	,955	,965
	Geschlecht	-,297	,058	1	,000	,743	,663	,833
Arbeits-anforderungen	Arbeitsinhalt	-,691	,076	1	,000	,501	,431	,582
	Arbeitsaufgabe	,074	,064	1	,247	1,076	,950	1,219
	Arbeitsorganisation	-,621	,064	1	,000	,538	,475	,609
	Arbeitsumgebung	-,663	,075	1	,000	,515	,445	,597
Soziale Unterstützung	Lob durch den Vorgesetzten			3	,000			
	Selten	,310	,189	1	,101	1,364	,941	1,976
	Manchmal	,320	,179	1	,074	1,377	,969	1,957
	Häufig	,778	,170	1	,000	2,178	1,561	3,038
	Zusammenarbeit mit Kollegen ist gut			3	,000			
	Selten	,268	,356	1	,452	1,308	,650	2,630
	Manchmal	,356	,340	1	,295	1,428	,733	2,780
	Häufig	,730	,338	1	,031	2,075	1,071	4,023
	Unterstützung durch Kollegen			3	,002			
	Selten	-,132	,220	1	,549	,877	,570	1,348
	Manchmal	,173	,207	1	,403	1,189	,793	1,782
	Häufig	,313	,202	1	,121	1,368	,920	2,033
	Unterstützung durch Vorgesetzte			3	,002			
	Selten	,014	,126	1	,912	1,014	,791	1,299
	Manchmal	,298	,126	1	,018	1,347	1,052	1,724
	Häufig	,309	,126	1	,015	1,361	1,063	1,744
	Teil der Gemeinschaft			3	,000			
	Selten	,408	,096	1	,000	1,504	1,246	1,816
	Manchmal	,602	,100	1	,000	1,825	1,502	2,219
	Häufig	,640	,107	1	,000	1,897	1,537	2,340
	Konstante	2,120	,368	1	,000	8,332		

Tabelle 14: Logistische Regressionsanalyse V

Ergebnisauswertung

Block 4		Teil 2						
		Alter	-,041	,003	1	,000	,960	,954	,965
		Geschlecht	-,273	,060	1	,000	,761	,677	,855
Arbeits- anforderungen	Arbeitsinhalt	-,699	,078	1	,000	,497	,427	,578
	Arbeitsaufgabe	,042	,065	1	,513	1,043	,919	1,185
	Arbeitsorganisation	-,616	,066	1	,000	,540	,475	,614
	Arbeitsumgebung	-,599	,077	1	,000	,550	,473	,639
Soziale Unterstützung	Lob durch den Vorgesetzten			3	,000			
	Selten	,272	,191	1	,155	1,313	,902	1,911
	Manchmal	,223	,182	1	,221	1,250	,874	1,786
	Häufig	,680	,173	1	,000	1,974	1,407	2,768
	Zusammenarbeit mit Kollegen ist gut			3	,000			
	Selten	,235	,358	1	,512	1,265	,627	2,551
	Manchmal	,275	,341	1	,420	1,316	,675	2,568
	Häufig	,628	,339	1	,064	1,873	,964	3,638
	Unterstützung durch Kollegen			3	,001			
	Selten	-,139	,221	1	,532	,871	,564	1,344
	Manchmal	,165	,209	1	,429	1,179	,783	1,775
	Häufig	,326	,204	1	,110	1,386	,929	2,068
	Unterstützung durch Vorgesetzte			3	,004			
	Selten	-,012	,127	1	,924	,988	,770	1,268
	Manchmal	,254	,127	1	,046	1,289	1,005	1,653
	Häufig	,281	,127	1	,027	1,324	1,032	1,699
	Teil der Gemeinschaft			3	,000			
	Selten	,360	,097	1	,000	1,434	1,186	1,733
	Manchmal	,515	,101	1	,000	1,674	1,374	2,041
	Häufig	,540	,109	1	,000	1,715	1,386	2,123
Entscheidungs- spielraum	Entscheidung über die Pause treffen			2	,044			
	Manchmal	,445	,184	1	,016	1,561	1,088	2,239
	Häufig	,364	,186	1	,051	1,439	,999	2,073
	Entscheidungen generell selbst treffen			2	,193			
	Manchmal	,151	,096	1	,116	1,163	,963	1,405
	Häufig	,069	,106	1	,517	1,071	,870	1,319
	Verantwortung für andere übernehmen			2	,149			
	Manchmal	,145	,082	1	,077	1,156	,985	1,358
	Häufig	,148	,085	1	,080	1,160	,982	1,370
	Arbeitsdurchführung wird vorgeschrieben			2	,000			
	Manchmal	,091	,079	1	,252	1,095	,938	1,279
	Selten bis nie	,284	,074	1	,000	1,329	1,150	1,536
	Arbeit kann selbst geplant und eingeteilt werden			2	,000			
	Manchmal	,284	,103	1	,006	1,329	1,087	1,625
	Häufig	,358	,087	1	,000	1,431	1,206	1,698
	Einfluss auf die Arbeitsmenge			2	,693			
	Manchmal	-,022	,075	1	,767	,978	,844	1,133
	Häufig	-,065	,076	1	,392	,937	,808	1,087
	Probleme selbst lösen			2	,118			
	Manchmal	,117	,101	1	,248	1,124	,922	1,370
	Häufig	,148	,072	1	,041	1,159	1,006	1,336
	Konstante	1,299	,398	1	,001	3,667		

Abhängige Variable: 0= schlechter Gesundheitszustand, 1= guter Gesundheitszustand, Referenzkategorien der UVs: bei Geschlecht = "männlich", bei Arbeitsanforderungen = "nicht belastend", bei soziale Unterstützung = "nie", bei Entscheidungsspielraum ="selten oder nie" Ausnahme: Arbeitsdurchführung dort "häufig".Eigene Darstellung Quelle: Erwerbstätigenbefragung 2018

Tabelle 15: Logistische Regressionsanalyse Va

Zuletzt soll mithilfe logistischer Regressionsanalysen überprüft werden, wie sich soziale Unterstützung und Entscheidungsspielraum bei der Arbeit auf ausgewählte Erkrankungen und Beschwerden auswirken. Bei der nächsten Analyse wurden 11.902 von 13.342 Fällen miteinbezogen (Tabelle 16). Der Likelihood-Ratio-Test gab ein R^2 Wert von 0,53 aus. Diese wird damit als sehr gut eingestuft. Der Hosmer-Lemeshow-Test stufte das Modell als ausreichend gut ein (p=,077). Eine seltene soziale Unterstützung ergab keinen Effekt auf die emotionale Erschöpfung (p=,541). Personen, die hingegen manchmal soziale Unterstützung erhielten, hatten im Vergleich zu Personen ohne soziale Unterstützung eine 58,3 % geringere Chance, an emotionaler Erschöpfung zu leiden (p=,007 CI=(,221-,786)). Bei Personen die häufig soziale Unterstützung erhielten, war es im Vergleich eine 79,9 % geringere Chance für emotionale Erschöpfung (p=,000 CI=(,107-,379)). Bei dem Entscheidungsspielraum hatten Personen mit mittlerem Entscheidungsspielraum im Vergleich zu Personen mit geringem Entscheidungsspielraum eine 87,6 % höhere Chance für emotionale Erschöpfung (p=,000 CI=(1,476-2,385)). Ähnlich ausgeprägt war die Chance bei Personen mit hohem Entscheidungsspielraum. Diese lag bei 87 % im Vergleich zu Personen mit geringem Entscheidungsspielraum (p=,000 CI=(1,465-2,386)). Somit hat die soziale Unterstützung einen schützenden Effekt auf emotionale Erschöpfung. Mit steigendem Entscheidungsspielraum hingegen steigt auch die Chance für emotionale Erschöpfung.

Logistische Regressionsanalyse Emotionale Erschöpfung						95% CI	
	Regressionskoeffizient B	SE	df	p	Exp(B)	Unterer Wert	Oberer Wert
Soziale Unterstützung			3	,000			
Selten	-,204	,333	1	,541	,816	,425	1,568
Manchmal	-,875	,324	1	,007	,417	,221	,786
Häufig	-1,604	,323	1	,000	,201	,107	,379
Entscheidungsspielraum			2	,000			
Mittlerer Entscheidungsspielraum	,629	,122	1	,000	1,876	1,476	2,385
Hoher Entscheidungsspielraum	,626	,124	1	,000	1,870	1,465	2,386
Konstante	-,269	,333	1	,420	,764		

Abhängige Variable: Emotionale Erschöpfung 0= nein, 1= ja, Referenzkategorien der UVs: bei sozialer Unterstützung = "nie", bei Entscheidungsspielraum ="geringer Entscheidungsspielraum".Eigene Darstellung Quelle: Erwerbstätigenbefragung 2018

Tabelle 16: Logistische Regressionsanalyse VI

In die Regressionsanalyse zu den Rückenbeschwerden wurden 11.430 von 13.342 Fällen einbezogen (Tabelle 17). Nach Überprüfung durch den Likelihood-Ratio-Test wurde das Modell als akzeptabel eingestuft (Nagelkerke`s R^2 =,031). Der Hosmer-Lemeshow-Test bezeichnet das Modell als ausreichend gut für eine Vorhersage (p=,582). Bei der sozialen Unterstützung ist lediglich die Ausprägung „häufig" signifikant. Personen, die häufig soziale Unterstützung erhalten, haben im Vergleich zu Personen ohne soziale Unterstützung, eine 55,8 % geringere Chance an Rückenbeschwerden zu leiden (p=,013 CI=(,232-,841)). Bei dem Entscheidungsspielraum ist nur ein hoher Entscheidungsspielraum signifikant ausgeprägt. Personen mit hohem Entscheidungsspielraum haben im Vergleich zu Personen mit niedrigem Entscheidungsspielraum eine 32,7 % geringere Chance, an Rückenbeschwerden zu erkranken (p=,000 CI=(,552-,822)). Somit haben Personen mit häufiger sozialer Unterstützung und hohem Entscheidungsspielraum bei der Arbeit eine geringere Chance für Rückenbeschwerden als solche mit fehlender sozialer Unterstützung oder geringem Entscheidungsspielraum.

Logistische Regressionsanalyse Rückenbeschwerden							
	Regressions-koeffizientB	SE	df	p	Exp(B)	95% CI Unterer Wert	95% CI Oberer Wert
Soziale Unterstützung			3	,000			
Selten	,104	,340	1	,759	1,110	,570	2,162
Manchmal	-,399	,329	1	,225	,671	,352	1,279
Häufig	-,817	,329	1	,013	,442	,232	,841
Entscheidungsspielraum			2	,000			
Mittlerer Entscheidungsspielraum	-,086	,100	1	,387	,917	,754	1,116
Hoher Entscheidungsspielraum	-,395	,102	1	,000	,673	,552	,822
Konstante	,616	,336	1	,067	1,851		

Abhängige Variable: Rückenbeschwerden 0= nein, 1= ja, Referenzkategorien der UVs: bei soziale Unterstützung = "nie", bei Entscheidungsspielraum ="geringer Entscheidungsspielraum".Eigene Darstellung Quelle: Erwerbstätigenbefragung 2018

Tabelle 17: Logistische Regressionsanalyse VII

Bei den Herzbeschwerden wurden 11.915 von 13.342 Fällen in die Analyse miteinbezogen (Tabelle 18). Nach Überprüfung durch den Likelihood-Ratio-Test wurde das Modell als akzeptabel eingestuft (Nagelkerke`s R^2 =,032). Der Hosmer-Lemeshow-Test bezeichnet das Modell als ausreichend gut für eine Vorhersage (p=,596). Bei der sozialen Unterstützung lassen sich nur für die Ausprägung „manchmal" und „häufig" Effekte erkennen. Personen, die manchmal soziale Unterstützung erhalten, haben im Gegensatz zu Personen ohne soziale Unterstützung eine 73,4 % geringere Chance für Herzbeschwerden (p=,000 CI=(,131-,539)). Bei Personen mit häufiger sozialer Unterstützung sind es 85,2 % im Vergleich zu Personen ohne soziale Unterstützung (p=,000 CI=,073-,299)). Der Entscheidungsspielraum hat hingegen keinen Effekt auf das Auftreten von Herzbeschwerden (p=,305; p=,573). Auch hier hat eine häufige soziale Unterstützung einen positiven Effekt auf das Auftreten von Herzbeschwerden.

Ergebnisauswertung

Logistische Regression Herzbeschwerden							
	Regressions-koeffizientB	SE	df	p	Exp(B)	95% CI Unterer Wert	95% CI Oberer Wert
Soziale Unterstützung			3	,000			
Selten	-,508	,373	1	,172	,601	,290	1,248
Manchmal	-1,325	,360	1	,000	,266	,131	,539
Häufig	-1,913	,361	1	,000	,148	,073	,299
Entscheidungsspielraum			2	,370			
Mittlerer Entscheidungsspielraum	,189	,184	1	,305	1,208	,842	1,732
Hoher Entscheidungsspielraum	,106	,189	1	,573	1,112	,768	1,610
Konstante	-1,102	,381	1	,004	,332		
Abhängige Variable: Herzbeschwerden 0= nein, 1= ja, Referenzkategorien der UVs: bei soziale Unterstützung = "nie", bei Entscheidungsspielraum ="geringer Entscheidungsspielraum".Eigene Darstellung Quelle: Erwerbstätigenbefragung 2018							

Tabelle 18: Logistische Regressionsanalyse VIII

Bei den nächtlichen Schlafstörungen wurden 11.903 von 13.342 Fällen einbezogen (Tabelle 19). Nach Überprüfung durch den Likelihood-Ratio-Test wurde das Modell als sehr gut eingestuft (Nagelkerke`s R^2 =,057). Der Hosmer-Lemeshow-Test bezeichnet das Modell als ausreichend gut für eine Vorhersage (p=,891). Bei der sozialen Unterstützung sind die Ausprägungen „manchmal" und „häufig" signifikant. Personen mit gelegentlicher sozialer Unterstützung haben im Vergleich zu denen ohne soziale Unterstützung eine 61,1 % geringere Chance für nächtliche Schlafstörungen (p=,004 CI=(,204-,743)). Personen mit häufiger sozialer Unterstützung hingegen eine 81,6 % geringere Chance im Vergleich zu Personen ohne soziale Unterstützung (p=,000 CI=(,096-,350)). Bei dem Entscheidungsspielraum ist der mittlere Entscheidungsspielraum signifikant. Somit haben Personen mit mittlerem Entscheidungsspielraum eine 35,7 % höhere Chance für nächtliche Schlafstörungen im Vergleich zu Personen mit geringem Entscheidungsspielraum (p=,006 CI=(1,093-1,685)). Soziale Unterstützung hat somit auch bei nächtlichen Schlafstörungen einen positiven Effekt. Ein mittlerer Entscheidungsspielraum wirkt sich hingegen negativ auf das Entstehen von Schlafstörungen aus. Die Chance für Schlafstörungen war größer bei höherem Entscheidungsspielraum.

Logistische Regressionsanalyse Nächtliche Schlafstörungen							
	Regressions-koeffizientB	SE	df	p	Exp(B)	95% CI Unterer Wert	95% CI Oberer Wert
Soziale Unterstützung			3	,000			
Selten	-,317	,340	1	,350	,728	,374	1,417
Manchmal	-,943	,330	1	,004	,389	,204	,743
Häufig	-1,695	,330	1	,000	,184	,096	,350
Entscheidungsspielraum			2	,002			
Mittlerer Entscheidungsspielraum	,306	,110	1	,006	1,357	1,093	1,685
Hoher Entscheidungsspielraum	,199	,112	1	,077	1,220	,979	1,521
Konstante	,297	,337	1	,378	1,346		
Abhängige Variable: Nächtliche Schlafstörungen 0= nein, 1= ja, Referenzkategorien der UVs: bei soziale Unterstützung = "nie", bei Entscheidungsspielraum ="geringer Entscheidungsspielraum".Eigene Darstellung Quelle: Erwerbstätigenbefragung 2018							

Tabelle 19: Logistische Regressionsanalyse IX

Bei der Nervosität und Reizbarkeit wurden 11.908 von 13.342 Fällen einbezogen (Tabelle 20). Nach Überprüfung durch den Likelihood-Ratio-Test wurde das Modell als sehr gut eingestuft (Nagelkerke`s R^2 =,056). Der Hosmer-Lemeshow-Test bezeichnet das Modell als ausreichend gut für eine Vorhersage (p=,873). Bei der sozialen Unterstützung sind die Ausprägungen „manchmal" und „häufig" signifikant. Personen mit gelegentlicher sozialer Unterstützung haben im Vergleich zu Personen ohne soziale Unterstützung eine 64,4 % geringere Chance für Nervosität und Reizbarkeit (p=,002 Ci=(,188-,676)). Personen mit häufiger sozialer Unterstützung hingegen haben im Vergleich zu Personen ohne soziale Unterstützung eine 83,3 % geringere Chance für Nervosität und Reizbarkeit (p=,000 CI=(,088-,317)). Personen mit mittlerem Entscheidungsspielraum haben im Gegensatz zu Personen mit geringem Entscheidungsspielraum eine 49,3 % erhöhte Chance für Nervosität und Reizbarkeit (p=,001 CI=(1,189-1,876)). Personen mit hohem Entscheidungsspielraum haben eine 40,6 % höhere Chance im Vergleich zu Personen mit geringem Entscheidungsspielraum (p=,004 CI=(1,115-1,773)). Somit hat eine höhere soziale Unterstützung einen positiven Effekt auf die Entstehung von Nervosität und Reizbarkeit. Ein höherer Entscheidungsspielraum ist hingegen mit einer größeren Chance für Nervosität und Reizbarkeit assoziiert.

Logistische Regressionsanalyse Nervosität und Reizbarkeit							
	Regressions-koeffizientB	SE	df	p	Exp(B)	95% CI Unterer Wert	95% CI Oberer Wert
Soziale Unterstützung			3	,000			
Selten	-,391	,336	1	,245	,676	,350	1,307
Manchmal	-1,032	,327	1	,002	,356	,188	,676
Häufig	-1,788	,326	1	,000	,167	,088	,317
Entscheidungsspielraum			2	,002			
Mittlerer Entscheidungsspielraum	,401	,116	1	,001	1,493	1,189	1,876
Hoher Entscheidungsspielraum	,341	,118	1	,004	1,406	1,115	1,773
Konstante	,115	,335	1	,732	1,122		

Abhängige Variable: Nervosität und Reizbarkeit 0= nein, 1= ja, Referenzkategorien der UVs: bei soziale Unterstützung = "nie", bei Entscheidungsspielraum ="geringer Entscheidungsspielraum".Eigene Darstellung Quelle: Erwerbstätigenbefragung 2018

Tabelle 20: Logistische Regressionsanalyse X

Insgesamt lässt sich festhalten, dass hohe Arbeitsbelastungen die Gesundheit beeinträchtigen. Die größten Auswirkungen haben dabei Belastungen durch die Arbeitsumgebung, aber auch durch die Arbeitsorganisation oder den Arbeitsinhalt. Soziale Unterstützung bei der Arbeit wirkt sich durchweg positiv auf den Gesundheitszustand und die Arbeitsbelastungen aus. Große Effekte auf den Gesundheitszustand werden durch das Lob des Vorgesetzten und die Zusammenarbeit mit Kollegen erzielt. Ebenfalls positiv wirkt sich der Entscheidungsspielraum auf den Gesundheitszustand aus. Der Effekt der sozialen

Unterstützung sinkt jedoch, nach Aufnahme des Entscheidungsspielraums. Ein positiver Effekt konnte durch selbständige Planung, selbständiges Probleme lösen und keine vorgeschriebene Arbeitsdurchführung erzielt werden. Bei den einzelnen Erkrankungen hatte soziale Unterstützung ebenfalls durchgehend einen positiven Effekt. Hoher Entscheidungsspielraum hingegen kann bei einigen Beschwerden auch negativ sein. So war die Chance für emotionale Erschöpfung, nächtliche Schlafstörungen und Nervosität deutlich erhöht. Nachfolgend wird nun die Diskussion eingeleitet.

8. Diskussion

Die Diskussion bezieht sich auf die Ergebnisse in Kapitel 7 und wird in drei Teile untergliedert. Zunächst werden die gesamten Ergebnisse der Auswertungen noch einmal zusammengefasst. Anschließend erfolgt die Reflexion dieser Ergebnisse bei der eine Verifizierung der Hypothesen und ein Vergleich mit den Ergebnissen aus der Literatur vorgenommen wird. Zuletzt wird es zur Bewertung der Methodik kommen, bei der die Stärken und Limitationen dieser Arbeit aufgeführt werden.

8.1 Zusammenfassung der Ergebnisse

Im Folgenden werden die Ergebnisse noch einmal kurz zusammengefasst, um diese anschließend in der Reflexion aufzugreifen. Bei der Kreuztabellierung gaben Personen, die ihre Arbeitsanforderungen als psychisch belastend empfanden, häufiger einen schlechten Gesundheitszustand an. Zusätzlich litten sie häufiger an gesundheitlichen Beschwerden als nicht Belastete. Es zeigte sich, dass die Arbeitsumgebung als stärkste Belastung und die Arbeitsorganisation als zweistärkste Belastung empfunden wurde. Gleichzeitig zeigte sich eine Zunahme des Stresslevels als gesundheitsbelastend. Personen, die angaben das Stresslevel hätte in den letzten zwei Jahren zugenommen, fühlten sich öfter gesundheitlich beeinträchtigt als andere und wiesen auch häufiger Beschwerden auf. Bei dem Entscheidungsspielraum gaben Personen mit mittlerem Entscheidungsspielraum am häufigsten, an sich durch ihre Arbeitsbelastungen psychisch belastet zu fühlen. Personen mit hohem Entscheidungsspielraum fühlten sich hingegen am wenigsten belastet. Die soziale Unterstützung wirkte sich positiv aus. Personen mit viel sozialer Unterstützung fanden die Arbeitsanforderungen weniger psychisch belastend. Die Kombination aus Entscheidungsspielraum und sozialer Unterstützung machte deutlich, dass Personen mit hohem Entscheidungsspielraum häufiger auf soziale Unterstützung vertrauen konnten als Personen mit niedrigem Entscheidungsspielraum. Gleichzeitig beschrieben Personen mit hohem Entscheidungsspielraum ihren Gesundheitszustand am häufigsten als positiv. Personen mit niedrigem Entscheidungsspielraum hingegen bezeichneten den Gesundheitszustand häufiger als weniger gut bis schlecht. Bei den Beschwerden zeigten sich jedoch unter Personen mit verschiedenen Entscheidungsspielräumen unterschiedliche Ausprägungen. Rückenschmerzen, Niedergeschlagenheit und körperliche Erschöpfung traten am häufigsten bei Personen mit niedrigem Entscheidungsspielraum auf. Kopfschmerzen, Nervosität und emotionale Erschöpfung betraf hingegen eher Personen mit höherem

Entscheidungsspielraum. Soziale Unterstützung wirkte sich durchweg positiv auf den Gesundheitszustand aus. Je höher die soziale Unterstützung desto besser beschrieben die Personen ihren Gesundheitszustand. Die Beschwerden waren dementsprechend bei hoher sozialer Unterstützung geringer ausgeprägt.

Die logistische Regression bestätigte einen Großteil der Ergebnisse der Kreuztabellierung. So ergaben die Auswertungen, dass eine hohe soziale Unterstützung das Belastungsempfinden bei hohen Arbeitsanforderungen minimiert. Ein mittlerer Entscheidungsspielraum führte hingegen eher zu einer höheren Belastung durch die Arbeitsanforderungen als bei niedrigem Entscheidungsspielraum. Mit Blick auf den Gesundheitszustand lässt sich jedoch sagen, dass belastende Arbeitsanforderungen durch häufige soziale Unterstützung oder einen hohen Entscheidungsspielraum nicht zu einem schlechten Gesundheitszustand führen, sondern Personen mit geringer sozialer Unterstützung und niedrigem Entscheidungsspielraum häufiger einen schlechten Gesundheitszustand bei gleichzeitig belastender Arbeitsanforderungen aufwiesen. Ebenso konnte festgestellt werden, dass Personen mit hohem Entscheidungsspielraum bei gleichzeitig psychisch belastenden Arbeitsanforderungen eine geringere Chance für daraus resultierende gesundheitliche Beeinträchtigungen aufweisen, als Personen mit niedrigem Entscheidungsspielraum. Des Weiteren konnte mithilfe der logistischen Regression bestätigt werden, dass sich psychisch belastende Arbeitsanforderungen negativ auf den Gesundheitszustand auswirken. In Kombination mit sozialer Unterstützung und hohem Entscheidungsspielraum können die Auswirkungen belastender Arbeitsanforderungen hingegen abgemildert werden. Die größten Auswirkungen der Arbeitsanforderungen kamen durch die Arbeitsumgebung, Arbeitsorganisation und den Arbeitsinhalt zustande. Der größte Effekt sozialer Unterstützung konnte durch das Lob des Vorgesetzten und die Zusammenarbeit mit Kollegen erzielt werden. Bei dem Entscheidungsspielraum wirkte sich das selbständige Planen, selbständiges Probleme lösen und eine wenig vorgeschriebene Arbeitsdurchführung positiv auf die Gesundheit aus. Mit Blick auf die einzelnen Beschwerden und Erkrankungen zeigte sich eine häufige soziale Unterstützung durchgehend positiv und minimierte die Chance für bestimmte Erkrankungen. Ein hoher Entscheidungsspielraum konnte hingegen oft nicht als beeinflussend für das Entstehen bestimmter Erkrankungen assoziiert werden. Zusätzlich ist die Chance für emotionale Erschöpfung, nächtliche Schlafstörungen sowie Nervosität und Reizbarkeit bei höherem Entscheidungsspielraum stärker ausgeprägt. Nun erfolgt die zuvor angekündigte Reflexion der Ergebnisse und die Einordnung in den Forschungsstand.

8.2 Reflexion der Ergebnisse

In Bezug auf Hypothese 1 zeigten die Ergebnisauswertungen, dass soziale Unterstützung dazu führt, dass Arbeitsanforderungen als weniger psychisch belastend empfunden werden. Daher lässt sich sagen, dass häufigere soziale Unterstützung zu einer geringeren Arbeitsbelastung führt als fehlende soziale Unterstützung. Bei dem Entscheidungsspielraum deutete sich an, dass ein niedriger Entscheidungsspielraum nicht zwingend mit mehr Arbeitsbelastungen verbunden ist. Personen mit mittlerem Entscheidungsspielraum empfanden die Arbeitsanforderungen häufiger als psychisch belastend (Tabelle 10). Hypothese 1 lässt sich daher nur in Bezug auf die soziale Unterstützung bestätigen, denn ein höherer Entscheidungsspielraum und damit eine erhöhte Verantwortung kann zu erhöhten psychischen Arbeitsbelastungen führen. Dies bestätigt auch der Stressreport von 2012, der besagte, dass Personen, die viel Kontrolle über ihre Arbeit ausüben können, am häufigsten unter Termin- und Zeitdruck litten. Sie interpretierten schon damals, dass ein hoher Entscheidungsspielraum nicht mehr rein positiv wahrgenommen werden kann, sondern auch mit vermehrten Belastungen einhergeht.

Hypothese 2, die einem höheren Entscheidungsspielraum und häufiger soziale Unterstützung bei belastenden Arbeitsanforderungen einen positiven Effekt auf die Gesundheit unterstellt, lässt sich in beiden Fällen bestätigen. Personen mit hohem Entscheidungsspielraum hatten infolge psychisch belastender Arbeitsanforderungen seltener einen schlechten Gesundheitszustand als solche mit niedrigem Entscheidungsspielraum. Zusätzlich hatten Personen mit häufiger sozialer Unterstützung seltener einen schlechten Gesundheitszustand bei belastenden Arbeitsanforderungen als Personen ohne soziale Unterstützung (Tabelle 11). Diese Ergebnisse spiegeln sich auch in dem Forschungsstand wider. So ließ sich die Belastungshypothese des Anforderungs-Kontroll-Modells (hohe Anforderungen – hoher Entscheidungsspielraum) durch die Auswertungen bestätigen (geringste Chance für einen guten Gesundheitszustand (Tabelle 12)). Diese wurde auch in vorherigen Studien weitgehend gut belegt, sodass feststeht, dass hohe Arbeitsanforderungen bei geringem Entscheidungsspielraum einen negativen Einfluss auf die Gesundheit haben. Gleichzeitig ließ sich die

Lernhypothese (hohe Arbeitsanforderungen- hoher Entscheidungsspielraum) bestätigen. Diese wird mit dem größten Gesundheitsgewinn in Verbindung gebracht und konnte hier (3-fach höhere Chance für einen guten Gesundheitszustand zwischen hohem und niedrigem Entscheidungsspielraum und gleichzeitig hoher Arbeitsbelastungen (Tabelle 12)) ebenso wie in der Literatur (vier von fünf Studien bestätigten die gesundheitsfördernde Wirkung herausfordernder Tätigkeiten) bestätigt werden. Karasek stellte die Hypothese auf, dass bei zunehmender psychischer Belastung das Gesundheitsrisiko größer ist. Dies bestätigte auch die Hypothese 1 und die damit zusammenhängenden Auswertungen. Jedoch erklärte Karasek auch, dass das Gesundheitsrisiko besonders hoch sei, wenn mit der hohen psychischen Arbeitsbelastung zugleich ein niedriger Entscheidungsspielraum einhergeht. Dies wiederum bestätigte sich durch die Hypothese 2. 2005 wurde zudem von Shimazu und Odara festgestellt, dass ein hoher Zeit- und Methodenspielraum zu weniger stressassoziierten Befindungsmustern führte. Bei der sozialen Unterstützung, die hier durchgehend positiv für den Gesundheitszustand ausfiel gab es ebenfalls Belege aus der Literatur. So fanden schon Netterstrom et al. 2008, Bonde 2008 und Häusser et al. 2010 heraus, dass sich soziale Unterstützung positiv auf die Gesundheit auswirkt. Die 1998 von Osterreich und Volpert im Zusammenhang mit dem erweiterten Anforderungs-Kontroll-Modells aufgestellte Hypothese, dass soziale Unterstützung in der Arbeit die negative Wirkung arbeitsbedingter psychischer Belastungen minimiert, lässt sich durch die vorgenommenen Auswertungen ebenfalls bestätigen. Wie in der Literatur erwähnt, wurden stressbedingte Erkrankungen lange Personen in höheren Führungspositionen zugeschrieben. Dies ist jedoch, wie auch diese Auswertungen erneut bestätigen, nicht haltbar, da der Gesundheitszustand von Personen mit niedrigem Entscheidungsspielraum und hohen psychischen Arbeitsbelastungen deutlich beeinträchtigter ist, als bei Personen mit höherem Entscheidungsspielraum und hohen Belastungen.

Hypothese 3, die sozialer Unterstützung und Entscheidungsspielraum eine gesundheitsfördernde Wirkung unterstellt, konnte bestätigt werden. Dies gilt zum Teil auch für Hypothese 4, die eine geringe soziale Unterstützung oder einem geringen Entscheidungsspielraum mit stärkeren gesundheitlichen Beeinträchtigungen in Verbindung bringt. Bei bestimmten Beschwerden trifft die Hypothese jedoch nicht zu. Es konnte gezeigt werden, dass die psychischen Arbeitsbelastungen durch die soziale Unterstützung und den Entscheidungsspielraum abgemildert werden und die Chance für einen guten

Gesundheitszustand dadurch steigt. Auch eine alleinige soziale Unterstützung (bei häufiger sozialer Unterstützung 9-fach bessere Chance für einen guten Gesundheitszustand) oder ein höherer Entscheidungsspielraum (hoher Entscheidungsspielraum führt zu doppelt so großer Chance für einen guten Gesundheitszustand im Vergleich zu geringem Entscheidungsspielraum) haben positive Auswirkungen auf den Gesundheitszustand (Tabelle 13). Dies bestätigte auch die Untersuchung von Kivimäki et al. 2006, die einem geringen Entscheidungsspielraum eine erhöhte Mortalität zuschrieben. Ein besonders positiver Effekt sozialer Unterstützung auf den Gesundheitszustand entstand durch das Lob des Vorgesetzten, eine gute Zusammenarbeit mit den Kollegen und wenn sich Beschäftigte als Teil einer Gemeinschaft fühlten. Dies bestätigte auch die Literaturrecherche, bei der die Unterstützung der Führungskräfte ebenfalls als besonders wichtig angesehen wird und höher bewertet wird als die Unterstützung durch Kollegen (Kapitel 3.1/4.1). Das sich soziale Unterstützung besonders positiv auf die Gesundheit auswirkt, erkannten auch Karasek und Theorell und erweiterten das Anforderungs-Kontroll-Modell daher um die Komponente „support". Die Ergebnisse bestätigte auch die DEGS1 Studie die ergab, dass eine starke Stressbelastung besonders häufig ist, wenn eine geringe soziale Unterstützung vorhanden ist. Umgekehrt senkte eine ausgeprägte soziale Unterstützung die Stressbelastung (Kapitel 4.1). Positive Effekte des Entscheidungsspielraums auf die Gesundheit waren vor allem selbständiges Planen, selbständiges Probleme lösen, Entscheidung über die Pause selbst treffen und eine nicht vorgeschriebene Arbeitsdurchführung. Diese Ergebnisse spiegeln die Erkenntnisse der Literaturrecherche wider, bei der Tätigkeiten mit wenig aktiven Kontrollmöglichkeiten als besonders belastend gelten (Kapitel 3.2.). Gleichzeitig konnte einigen Faktoren z.B. ob Entscheidungen selbst getroffen werden, ob Verantwortung für Andere übernommen wird und ob Einfluss auf die Arbeitsmenge genommen werden kann, gar keine Effekte auf den Gesundheitszustand zugeordnet werden.

Mit Blick auf bestimmte Beschwerdebilder ergaben die Auswertungen einen konsistent positiven Effekt sozialer Unterstützung. Soziale Unterstützung führte in allen Beispielen zu einer höheren Chance für einen guten Gesundheitszustand im Vergleich zu denen, die keine soziale Unterstützung erhielten. Dies bestätigten auch Netterstrøm et al. 2008 in dem sie herausfanden, dass das Risiko einer Depression durch soziale Unterstützung minimiert werden kann. Gleichzeitig stellte sich heraus, dass hohe Arbeitsanforderungen, geringer

Entscheidungsspielraum und gleichzeitige soziale Isolation das Risiko für kardiovaskuläre Erkrankungen deutlich erhöht. Entscheidungsspielraum hatte hingegen je nach Beschwerdebild positive oder negative Auswirkungen. Es stellte sich heraus, dass Personen mit geringem Entscheidungsspielraum eher an Rückenbeschwerden litten als solche mit höherem Entscheidungsspielraum (Tabelle 17). Dies bestätigten auch andere Studien. Alipour et al. fanden 2008 heraus, dass Personen, die ihre Arbeit als monoton und uninteressant empfangen, vermehrt Beschwerden im Nacken- und Schulterbereich hatten. Gleichzeitig erkannte Bergström 2007, dass eine hohe Kontrolle bei der Arbeit zu weniger Nacken- oder Rückenschmerzen führte. Auch Neupane et al. 2013 bestätigten dies, indem sie herausfanden, dass eine geringe Einflussnahme auf die Arbeit zu erhöhten Muskel-Skelett-Erkrankungen führt. Ähnliche Erkenntnisse erzielten Gerr et al. 2014 (erhöhte Chance für Beschwerden in Hand/Arm und Nacken-/Schulterbereich bei niedriger Kontrolle und hohen Arbeitsanforderungen). Körperliche Beschwerden können somit eher einem geringen Entscheidungsspielraum zusortiert werden. Vandergrift et al. konnten 2011 hingegen keinen Zusammenhang von Entscheidungsspielraum und Schmerzen im Rücken feststellen. In Bezug auf Herzbeschwerden konnte in den Auswertungen kein Zusammenhang zwischen Entscheidungsspielraum und den Beschwerden festgestellt werden (Tabelle 18). Dies widerspricht der Studie von Kivimäki 2006, die eine doppelt so hohe Sterblichkeit aufgrund kardiovaskulärer Erkrankungen bei Personen mit geringem Entscheidungsspielraum und hohen Arbeitsanforderungen feststellten. Zu gleichen Ergebnissen kamen Gilbert-Ouimet et al. 2014, die der Gruppe „High-Strain" ein höheres Risiko für Herz-Kreislauf-Erkrankungen und Hypertonie zuschrieben.

Bei emotionaler Erschöpfung, nächtlichen Schlafstörungen sowie Nervosität und Reizbarkeit führte ein erhöhter Entscheidungsspielraum zu einer größeren Chance, an diesen Beschwerden zu leiden (Tabelle 16). Es zeigte sich daher, dass Beschwerden eher mit einem hohen Entscheidungsspielraum in Zusammenhang gebracht werden können. Dies widerspricht in gewisser Weise anderen Studien. Stansfeld und Candy stellten 2006 ein erhöhtes Risiko psychischer Erkrankungen bei gleichzeitig niedrigem Tätigkeitsspielraum fest. Ähnliches ergaben die Untersuchungen von Inoue et al. 2010, die mit einem hohen Handlungsspielraum ein geringeres Risiko für Depressionen in Zusammenhang brachten. Lediglich die Studie von Rau 2010 besagte, dass erlebter Tätigkeitsspielraum keine Auswirkungen auf die Depressivitätsrate hat. Eine ebenfalls negative Auswirkung des hohen Entscheidungsspielraums bestätigten Joensuu et al. 2010. Denn sie stellten heraus, dass ein hoher Entscheidungsspielraum mit einem erhöhten Risiko für alkoholinduzierte und depressive Störungen einhergeht. Somit wurde Entscheidungsspielraum, ähnlich wie bei den Auswertungen dieser Arbeit, bei bestimmten Beschwerden nicht uneingeschränkt als gesundheitsförderlich beschrieben. Gleichzeitig gaben Stansfeld und Candy 2006 an, dass stressige Jobs eher zu psychischen Erkrankungen führen. Die Pufferhypothese (hohe Arbeitsanforderungen werden durch einen hohen Entscheidungsspielraum abgemildert) des Anforderungs-Kontroll-Modells, die bereits als wenig konsistent für emotionale Erschöpfung, psychosomatische Beschwerden und Arbeitszufriedenheit eingestuft wurde, konnte auch durch jetzige Auswertungen nicht bekräftigt werden.

Werden die Ergebnisse nun in den Gesamtkontext der Arbeit und der Hauptfrage gesetzt, trifft es zu, dass häufige soziale Unterstützung und ein höherer Entscheidungsspielraum den Gesundheitszustand von Beschäftigten positiv beeinflussen. Die Erkenntnisse deckten sich zudem mehrheitlich mit den Ergebnissen anderer Studien und der Literatur. Zusätzlich minimieren ein höherer Entscheidungsspielraum und eine häufige soziale Unterstützung die Auswirkungen psychisch belastender Arbeitsanforderungen auf den Gesundheitszustand. Personen mit höherem Entscheidungsspielraum und sozialer Unterstützung haben grundsätzlich eine höhere Chance auf eine gute Gesundheit und weniger Beanspruchungsfolgen durch hohe psychische Arbeitsanforderungen als solche mit geringem Entscheidungsspielraum und fehlender sozialer Unterstützung.

In Bezug auf die Unterfragestellungen lässt sich sagen, dass vor allem die Unterstützung der Vorgesetzten und eine gute Führung einen großen Effekt auf die Gesundheit von Beschäftigten haben. An Stelle zwei und drei folgen eine gute Zusammenarbeit mit Kollegen und das Gefühl, Teil einer Gemeinschaft zu sein. Bei dem Entscheidungsspielraum konnten hingegen nur wenige Einzelfaktoren ausgemacht werden, die sich gesundheitsförderlich zeigten. Als positiv für die Gesundheit wurden daher das selbständige Probleme lösen, eine selbst organisierte Arbeitsdurchführung, eine selbständige Arbeitseinteilung und das selbständige Festlegen von Pausen ausgemacht. Gleichzeitig konnte jedoch auch kein Faktor des Entscheidungsspielraums als negativ wirkend für den Gesundheitszustand und damit als Stressor erkannt werden, so wie es in der Studie von Joensuu et al. vermutet wurde. Jedoch wurde deutlich, dass ein hoher

Entscheidungsspielraum auch zu höheren Arbeitsbelastungen führen kann. Dies muss keine negativen Auswirkungen auf den Gesundheitszustand haben. Es kann jedoch unter anderem eine größere Chance für emotionaler Erschöpfung, Schlafstörungen, Nervosität und Reizbarkeit bestehen. Zuletzt ging es um die Bereiche der Arbeitsanforderungen. Hier konnten speziell zwei Bereiche benannt werden, die unter den Beschäftigten als besonders belastend empfunden wurden. Dazu zählten die Arbeitsumgebung und die Arbeitsorganisation (Abbildung 12/Tabelle 14). Nachfolgend werden jetzt die Stärken und Schwächen der Methodik und der Datengrundlage aufgeführt.

8.3 Bewertung der Methodik und Datengrundlage

Nun sollen die Methodik, die Datengrundlage und die Ergebnisse dieser Untersuchung bewertet werden. Der Vorteil der Erwerbstätigenbefragung ist, dass sie über ein telefonisches Interview durchgeführt wird. So kann vermieden werden, dass Fragen nicht verstanden und falsch bzw. gar nicht beantwortet werden. Ein Nachfragen ist somit, anders als bei einem herkömmlichen Fragebogen zur Selbstauskunft, jederzeit möglich. Zusätzlich wird dadurch vermieden, dass nur ein Teil des Fragebogens ausgefüllt wird oder Dinge übersprungen werden. Des Weiteren handelt es sich bei der Erwerbstätigenbefragung um eine Längsschnittstudie, das heißt die Daten werden über einen Zeitraum erhoben und nicht nur zu einem bestimmten Zeitpunkt. Daher können zeitliche Entwicklungen und Veränderungen miteinbezogen werden. Zusätzlich enthält die Erwerbstätigenbefragung 20.012 Fälle und ist damit sehr umfangreich (Campusfile 13.342 Fälle) und validierbar. Fehler aufgrund einer zu kleinen Stichprobe sind ausgeschlossen. Zudem besteht eine große Aussagekraft, da die Erwerbstätigenbefragung repräsentative Ergebnisse darstellt. Da es sich um eine quantitative Methode der Datenauswertung handelt, sind die Ergebnisse, im Gegensatz zu qualitativen Methoden, zudem quantifizierbar. Es lassen sich daher statistische Zusammenhänge darstellen, was durch ein reines Interview nicht möglich wäre. Gleichzeitig sind die Ergebnisse objektiv und besser vergleichbar, da sie mithilfe von Skalen erfasst werden und so einheitlich sind. Insgesamt konnte daher mit einem großen, sehr ausführlichen Datensatz gearbeitet werden, der viele Facetten des Arbeitslebens und der Gesundheit erfragt.

Zur Limitation der quantitativen Methode zählt vor allem, dass die Befragten nicht frei erzählen können. Somit kann z.B. nur festgestellt werden, dass ein schlechter Gesundheitszustand vorliegt, aber nicht warum im Einzelnen. Es lassen sich keine

Informationen über die subjektive Sicht des Einzelnen erfragen. Zudem sind die Fragen geschlossen und ermöglichen keinen Spielraum für weitere für den Befragten wichtige Aussagen. Es ist demnach nicht möglich individuell auf die Testperson einzugehen, da die Untersuchung standardisiert ist. Somit wird nicht auf die Ursachen eines Zustands oder einer Erkrankung eingegangen, sondern nur festgehalten, dass dieses Problem besteht. Zusätzlich könnten sich einige Befragte gehemmt gefühlt haben, über bestimmte Dinge zu sprechen, die ihren Beruf oder ihre Beschwerden betreffen, da sie durch das Interview direkt mit einer Person gesprochen haben. Bei der Erwerbstätigenbefragung war ein Problem, dass vor allem psychische Erkrankungen wie Depressionen oder Burnout nicht erfragt wurden und generell nur nach Beschwerden und nicht nach bestehenden Erkrankungen gefragt wurde. Zudem konnten Befragte zwar angeben wie ihr Gesundheitszustand ist, es lässt sich jedoch auch nach den Auswertungen nicht feststellen, was der Auslöser für einen z.B. schlecht empfundenen Gesundheitszustand ist. Selbst wenn ein Zusammenhang zwischen einem geringen Entscheidungsspielraum oder fehlender sozialer Unterstützung und dem Gesundheitszustand hergestellt werden konnte, lässt sich nicht feststellen, ob dies auch der Grund für den aktuellen Gesundheitszustand ist. An dieser Stelle wäre eine offene Frage zur Erweiterung sinnvoll. Zusätzlich gaben nur sehr wenige Personen überhaupt einen schlechten Gesundheitszustand, an wodurch diese Gruppe wenig ausgeprägt war. Mehr als 85 % hielten ihren Gesundheitszustand für gut. Gleiches zeigte sich bei einem geringen Entscheidungsspielraum. Schon der Stressreport 2012 bestätigte, dass bereits viele Personen über Handlungsspielräume bei der Arbeit verfügen (Lohmann-Haislah und Schütte 2013). Ähnliches zeigte sich auch bei der Erwerbstätigenbefragung. So konnten lediglich 451 von 13.342 Personen mit geringem Entscheidungsspielraum erkannt werden. Zusätzlich mussten für den Entscheidungsspielraum, die soziale Unterstützung und die Arbeitsbelastungen eigene Scores erstellt werden, da dies nur durch einzelne Aspekte erfragt wurde, es jedoch keine Oberfrage dazu gab. Es ist somit nur ein Zusammenschnitt aus mehreren Faktoren des Fragebogens.

Des Weiteren sind die Ergebnisse limitiert, da ähnlich wie bei dem Anforderungs-Kontroll-Modell zwischen den Anforderungen und dem Entscheidungsspielraum ein linearer Zusammenhang unterstellt wird. Das heißt bei steigenden Anforderungen würde ein entsprechender steigender Entscheidungsspielraum die Belastungen immer kompensieren können. Zudem konnten individuelle Voraussetzungen der Befragten, die, wie zuvor beschrieben, ebenfalls eine Rolle bei der Belastungsbewältigung spielen, nicht überprüft werden. Inwieweit die Personen, die gut mit den Belastungen umgehen konnten, über persönliche Bewältigungsfähigkeiten verfügen, konnte daher nicht überprüft werden. Der Vollständigkeit halber wurden diese personalen Ressourcen in Kapitel 4.2. aufgeführt, da diese ebenfalls einen Beitrag zur Belastungsbewältigung leisten. Ob eine reine Zunahme des Entscheidungsspielraums die Folgen von Arbeitsbelastungen verringern kann, ohne dass diese selbst minimiert werden, kann zudem nicht überprüft werden. Da gezeigt werden konnte, dass psychisch belastende Arbeitsanforderungen generell negative Auswirkungen auf den Gesundheitszustand haben, kann davon ausgegangen werden, dass eine reine Erhöhung des Entscheidungsspielraums ohne Abbau der Belastungen nicht ausreicht, um Folgen für die Gesundheit abzuwenden (siehe auch van der Doef und Maes 1999). Es konnte jedoch gezeigt werden, dass Entscheidungsspielraum und soziale Unterstützung eine Rolle bei der Bewältigung von Arbeitsbelastungen spielen. Es müssen jedoch weitere Forschungen angestrebt werden, die diese Erkenntnisse weiter spezifizieren. Im Rahmen dieser Masterarbeit konnte nur ein kleiner Überblick über das Themengebiet gegeben werden, der bereits zeigte, welche Faktoren sich besonders positiv auf den Gesundheitszustand von Beschäftigten auswirken. Eine umfassendere, noch gezieltere Nachforschung unter welchen Umständen Entscheidungsspielraum und soziale Unterstützung aktiv die Gesundheit beeinflussen, müsste weiter überprüft werden. Nachfolgend werden aus den bereits gewonnenen Erkenntnissen Lösungsansätze abgeleitet.

9. Lösungsansätze und Handlungsempfehlungen

Bei Interventionen gibt es drei verschiedene Zeitpunkte an denen in das Geschehen eingegriffen werden kann. Bei der Primärprävention geht es um Maßnahmen, die bereits vor dem ersten Auftreten einer Erkrankung oder eines unerwünschten Zustands umgesetzt werden z.B. die Gestaltung eines belastungsarmen Arbeitsplatzes. Bei der Sekundärprävention sollen Erkrankungen eingedämmt oder frühzeitig erkannt werden. So können negative Folgeschäden verhindert werden. Bei der Tertiärprävention hat sich ein unerwünschter Zustand bereits gefestigt. Ziel ist es daher, die Folgen dieses Zustands zu mildern und weitere Schäden oder Rückfälle zu vermeiden (Kauffeld et al. 2019). Wichtig im Umgang mit psychischen Beanspruchungen sind dabei vor allem die Verhältnis- und Verhaltensprävention. Bei der Verhältnisprävention wird durch die Veränderung der Arbeitsbedingungen auf die Gesundheit von Personen Einfluss genommen. Besonders wichtig ist dabei die Verbesserung der Arbeitsbedingungen, die Gestaltung der Arbeitsabläufe und die Unterstützung gesundheitsförderlichen Verhaltens. Da Arbeitsbelastungen einen großen Einfluss auf die Entstehung psychischer Beanspruchungsfolgen haben, nehmen Handlungsempfehlungen für Verhaltensprävention einen zentralen Punkt ein (Kauffeld et al. 2019).

Eine gesundheitsförderliche Aufgabengestaltung charakterisiert sich durch eine ganzheitliche Aufgabe, Tätigkeitsspielraum, komplexe Aufgaben, die den vollen Einsatz von vorhandenen Fähigkeiten sowie psychischen Ressourcen ermöglicht und Einflussmöglichkeiten, die es ermöglichen, Wissen einzubringen. Die Arbeitsorganisation sollte so aussehen, dass genug aufgabenbezogene Ressourcen wie Rollenklarheit, Klarheit über die Aufgabenanforderungen, Verantwortlichkeiten und Entscheidungsbefugnisse, Transparenz von Entscheidungen und die Bereitstellung von Mitteln zur Aufgabenbewältigung, zur Verfügung stehen. Das Arbeitsumfeld sollte zudem frei von Störungen sein, passende Lichtverhältnisse und Räume zur Verfügung stellen sowie ein gutes soziales Klima aufweisen. Ein so gestalteter Arbeitsplatz führt zu mentalen und motivationalen Ressourcen, Entwicklung von Kompetenzen, Persönlichkeitsentwicklungen (Stärkung von Kohärenzgefühl und Selbstwirksamkeit) und Stärkung des Selbstwertgefühls (Struhs-Wehr 2017). Eine Ganzheitlichkeit der Arbeitsaufgabe lässt sich erreichen, wenn Mitarbeiter die Bedeutung ihrer Tätigkeit erkennen. Sie erhalten eine Rückmeldung über ihren Arbeitsfortschritt aus der Tätigkeit selbst. Anforderungsvielfalt wird erreicht durch Aufgaben mit planenden, ausführenden und kontrollierenden Elementen. Eine einseitige

Beanspruchung wird vermieden. Autonomie vermittelt zudem das Gefühl nicht einfluss- und bedeutungslos zu sein. Dafür braucht es Aufgaben mit Entscheidungsmöglichkeiten (Joiko et al. 2010).

Die Verhaltensprävention hingegen zielt darauf ab, individuelle Verhaltensmuster zu verändern. Das Individuum soll dabei befähigt werden, künftig erfolgreich mit Arbeitsbelastungen umzugehen. Dies gelingt z.B. durch Zeitmanagement, Stressmanagement oder Entspannungsverfahren. So sollen eine verbesserte Gesundheit und Leistungsfähigkeit erzielt werden. Auf der psychischen Ebene soll vor allem der Umgang mit äußeren und inneren Stressoren gelernt werden, um so personale Ressourcen aufzubauen. Dies gelingt durch eine Optimierung des Zeitmanagements, Lernen „nein" zu sagen und eine optimierte Selbststeuerung. Auf sozialer Ebene müssen soziale Fertigkeiten aufgebaut und soziale Unterstützung angestrebt werden. Dies gelingt durch Coaching, Supervision, eine verbesserte Konfliktlösung und Pflege beruflicher Kontakte. Zuletzt geht es um die körperliche Ebene. Hierbei soll der physiologische Spannungszustand beeinflusst werden. Dies geht z.B. durch körperliches Training, Yoga und eine gute Freizeitgestaltung. Eine Kombination aus Verhältnis- und Verhaltensprävention gilt als besonders erfolgreich. In der Praxis überwiegt jedoch häufig die Verhaltensprävention (Hahnzog 2014).

Auch der Entscheidungsspielraum bei der Arbeit sollte gefördert werden. Dies gelingt durch Freiheiten in Bezug auf die Wahl und Reihenfolge der Aufgabenbearbeitung, der Arbeitsmittel und -methoden. Gleichzeitig sollten die Vorgaben für die Aufgabenerfüllung zeitlich und personell angemessen sein. Zusätzlich sollen Schichtpläne und Pausensysteme optimiert und Überstunden vermieden werden. Unnötige Wiederholungen sollten durch Automatisierung vermieden werden. Zur Vermeidung psychischer Sättigung sollte darauf geachtet werden, dass Qualifikation und die Anforderungen der Arbeitsaufgabe nicht zu weit auseinanderklaffen. Die Aufgabe sollte jedoch immer die Möglichkeit bieten, etwas Neues zu lernen und sich persönlich zu entwickeln. In Bezug auf die soziale Unterstützung bei der Arbeit sind vor allem die Anerkennung und Wertschätzung durch Führungskräfte wichtig. Zudem sollte kooperatives Arbeiten ermöglicht werden, es sollten regelmäßige Teambesprechungen stattfinden und Vertrauen aufgebaut werden. Gleichzeitig sollten Verantwortlichkeiten klar geregelt sein, damit es nicht zu Unstimmigkeiten in der Rollenverteilung kommt (Metz und Rothe 2017).

Um die Arbeit belastungsärmer zu gestalten und Ressourcen zu stärken, kommt der Gefährdungsbeurteilung und dem betrieblichen Gesundheitsmanagement in Unternehmen bei psychischen Beanspruchungen eine immer größere Rolle zu. Dies soll im nachfolgenden Kapitel erläutert werden.

9.1 Gefährdungsbeurteilung und betriebliches Gesundheitsmanagement

Gefährdungsbeurteilung Der Gefährdungsbeurteilung kommt durch die steigende Zahl psychischer Beanspruchungen am Arbeitsplatz eine immer größere Rolle zu. Auch die Ergebnisse dieser Arbeit zeigen, dass psychisch belastende Arbeitsanforderungen negative Auswirkungen auf die Gesundheit haben. Die Gefährdungsbeurteilung ist eine systematische Befragung der Beschäftigten und dient als Grundlage für zielgerichtete Arbeitsschutzmaßnahmen (Beratungsgesellschaft für Arbeits- und Gesundheitsschutz 2017). Denn die Sicherstellung und Verbesserung der Qualität der Arbeit senkt die Fehlzeiten, erhöht die Produktivität und erhält die Gesundheit der Beschäftigten (Neuner 2019). Die Durchführung einer Gefährdungsbeurteilung wird in einem Regelkreis beschrieben. Vor der konkreten Durchführung beginnt eine Gefährdungsbeurteilung dabei mit einer Vorbereitungs- und Planungsphase. Dazu soll ein Konzept entwickelt, Analyseverfahren ausgewählt und ein Ablaufplan erstellt werden. Im ersten Schritt der Gefährdungsbeurteilung sollen dann Tätigkeiten mit vergleichbaren psychischen Belastungen zusammengefasst (z.B. alle Mitarbeiter der Produktion) werden. Anschließend werden die psychischen Belastungen durch Auswertung von Informationen zu den Arbeitsbedingungen in den einzelnen Arbeitsbereichen überprüft. Diese Belastungen werden dann auf Grundlage von Referenzwerten mit Experten beurteilt. Aus den Ergebnissen sollen Maßnahmen zur Reduktion gesundheitsschädlicher Belastungsfaktoren und zum Aufbau gesundheitsförderlicher Ressourcen abgeleitet und umgesetzt werden. Nach Umsetzung der Maßnahmen soll eine Wirksamkeitskontrolle erfolgen. Maßnahmen gelten dabei als erfolgreich, wenn sich die Belastungssituation der Mitarbeiter verbessert. Bei negativen Ergebnissen müssen die Maßnahmen angepasst oder neu entwickelt werden. Die Verfahren der Gefährdungsbeurteilung können qualitativ (Interviews, Workshops) oder quantitativ (Fragebögen, Skalen) sein. Je nach Verfahren ist so eine Erfassung als auch eine Bewertung psychischer Belastung möglich (Kauffeld et al. 2019). Der Gefährdungsbeurteilung sollte sich nicht erst dann gewidmet werden, wenn Mitarbeiter sich belastet fühlen oder aufgrund psychischer Erkrankungen fehlen. Eine aktive Gefährdungsvermeidung bei psychischer Belastung ist permanent notwendig (Treier 2019).

Um im betrieblichen Gesundheitsmanagement Qualität zu erreichen, muss das Wissen über mögliche Belastungen am Arbeitsplatz bestehen und eine Vorstellung von den daraus resultierenden Folgen für die Gesundheit der Mitarbeiter existieren. Die zuverlässige Erfassung dieser Belastungen bei der Arbeit ist die Aufgabe der Gefährdungsbeurteilung und damit auch ein wesentlicher Bestandteil des betrieblichen Gesundheitsmanagements. Nur mit einer genauen Vorstellung der Strategie, Mittel und Ziele kann das betriebliche Gesundheitsmanagement einen Beitrag zur Gesundheit der Mitarbeiter leisten (Neuner 2019).

Betriebliches Gesundheitsmanagement Das betriebliche Gesundheitsmanagement verbindet nach der Gefährdungsbeurteilung den klassischen Arbeits- und Gesundheitsschutz mit der Gesundheitsförderung der Mitarbeiter. Dabei betrachtet es den Menschen ganzheitlich in seiner Arbeits- und Lebenssituation. Das betriebliche Gesundheitsmanagement dient dazu, Maßnahmen zu entwickeln, die die Gesundheitskompetenz der Mitarbeiter so fördert, dass die Gesundheit und die Regenerationsfähigkeit der Mitarbeiter dauerhaft erhalten wird (Riechert 2015).

Das betriebliche Gesundheitsmanagement gliedert sich in drei Säulen und zwar Arbeitsschutz, betriebliches Eingliederungsmanagement und betriebliche Gesundheitsförderung. Zur Säule des Arbeitsschutzes gehört die Gefährdungsbeurteilung, aus der Maßnahmen für den Arbeitsschutz abgeleitet werden. Die Arbeit soll menschengerecht gestaltet und organisiert sein. Erst im Jahr 2013 wurde die Gefährdungsbeurteilung um das psychische Wohlbefinden erweitert. Die zweite Säule, das betriebliche Eingliederungsmanagement, dient Mitarbeitern nach mehr als sechswöchigem krankheitsbedingtem Fehlen, die Arbeitsunfähigkeit zu überwinden, sich zu reintegrieren und Fehlzeiten zu reduzieren. Die dritte Säule, die betriebliche Gesundheitsförderung, beschäftigt sich mit der Gestaltung gesundheitsförderlicher Arbeit und unterstützt Mitarbeiter bei der Gesundheitsförderung (Struhs-Wehr 2017).

Durch das betriebliche Gesundheitsmanagement wird das Wir-Gefühl gestärkt, die Wirtschaftlichkeit des Unternehmens steigt, das Wohlbefinden der Mitarbeiter steigt, die Leistungsbereitschaft nimmt zu und es kommt zu nachhaltigem Erfolg des Unternehmens. Gleichzeitig verringert das betriebliche Gesundheitsmanagement Präsentismus, Frustration, Burnout, Mobbing und innere

Kündigung. Dies gelingt durch gemeinsame Werte und Regeln, eine Verbesserung der sozialen Beziehungen und mitarbeiterorientierte Führung (Kaminski 2013). Maßnahmen des betrieblichen Gesundheitsmanagements können dabei aus verschiedenen Aspekten bestehen. Auf der Ebene der Organisation kann Gesundheitsmanagement als Unternehmensziel festgelegt werden. Gleichzeitig können Unternehmensleitlinien zur gesundheitsförderlichen Führung und Berücksichtigung gesundheitsförderlicher Fragen bei allen betrieblichen Maßnahmen beschlossen werden. Auf der Ebene der Arbeitsbedingungen geht es um einen gesundheitsgerecht gestalteten Arbeitsplatz, sowie Arbeitsabläufe und -strukturen. Das können flexible Arbeitszeiten oder ergonomische Arbeitsbedingungen sein. Auf der individuellen Ebene können Gesundheitssprechstunden, Sozialberatung, Angebote zur medizinischen Versorgung, Ernährungsberatungen oder Sportprogramme angeboten werden (Riechert 2015).

Das betriebliche Gesundheitsmanagement wird in vier Phasen unterteilt die nach dem PDCA-Zyklus benannt werden. Der erste Schritt ist die Planung (Plan). In der Planungsphase werden die Maßnahmen entwickelt. Anschließend werden die entwickelten Maßnahmen umgesetzt (Do). Nach erfolgreicher Umsetzung folgt die Evaluation der Maßnahmen (Check). Es wird überprüft zu welchen Ergebnissen die Maßnahmen geführt haben und mithilfe welchen Prozesses dies gelungen ist. Zuletzt wird eine Korrektur auf Grundlage der Überprüfung vorgenommen (Act) und ein neuer Standard eingeführt. (Neuner 2019). Wie bei dem betrieblichen Gesundheitsmanagement bereits erwähnt und bei den Auswertungen ebenfalls bestätigt, ist eine mitarbeiterorientierte Führung besonders wichtig und spielt eine große Rolle für die Gesundheit der Mitarbeiter. Daher werden im nächsten Kapitel eine positive Unternehmenskultur und die mitarbeiterorientierte Führung als positive Beispiele näher erläutert.

9.2 Unternehmenskultur und mitarbeiterorientierte Führung

Mitarbeiterorientierte Führung Mitarbeitergerechte Führung ist eine große Herausforderung für Führungskräfte. Sie befinden sich in einer Doppelrolle in dem sie zum einen das Unternehmen repräsentieren und zum anderen für die Mitarbeiter eine wichtige Rolle einnehmen (Riechert 2015). Bei der mitarbeiterorientierten Führung steht der Mitarbeiter im Vordergrund. Die Führungskraft nimmt den ganzen Menschen und seine Persönlichkeit wahr. Mitarbeiterorientierte Führung berücksichtigt auch das menschliche Bedürfnis nach emotionaler Unterstützung. Dies zeigt sich durch Vertrauen, Anteilnahme und ein offenes Ohr für persönliche Belange des Mitarbeiters. Emotionale Unterstützung ist besonders bedeutsam für das psychische Wohlbefinden. Gleichzeitig kann die Führungskraft auch soziale Unterstützung leisten, indem sie mit Rat und Information zur Seite steht oder an höherer Stelle für den Mitarbeiter einsteht, falls dies nötig ist. Aufgabe der Führungskraft ist es zudem für ein gutes Klima zu sorgen, bei dem gegenseitige Unterstützung zur Selbstverständlichkeit zählt. Sie sollten ein Arbeitsklima fördern, das Betroffene ermutigt über Überforderung, Erschöpfung, Ängste und Niedergeschlagenheit zu sprechen (Struhs-Wehr 2017).

Franke et al. erklären den Einfluss der Führungskraft anhand vier verschiedener Wirkmechanismen. Bei dem direkten Einfluss hat das Verhalten der Führungskraft direkt Einfluss auf das Wohlbefinden der Mitarbeiter. Feedback, Wertschätzung, Fairness und offene Kommunikation gelten dabei als positive Faktoren für das Wohlbefinden. Bei dem indirekten Einfluss geht es um die indirekte Beeinflussung des Gesundheitszustands der Mitarbeiter z.B. über die Gestaltung der Arbeitsbedingungen. Hohe Rollenklarheit, hoher Entscheidungsspielraum und Entwicklungsmöglichkeiten führen zu einem höheren Wohlbefinden. Ebenfalls Einfluss hat die eigene Betroffenheit der Führungskräfte, denn hohen Arbeitsanforderungen können einen negativen Effekt auf ihr eigenes Wohlbefinden haben und dies wiederum kann zu einem Übertragungseffekt auf das Wohlbefinden der Mitarbeiter führen. Zuletzt hat auch die Vorbildfunktion der Führungskraft einen Einfluss auf die Mitarbeiter. Lebt eine Führungskraft z.B. einen ungesunden Lebensstil vor (schlechte Ernährung, lässt Pausen ausfallen oder ist ständig erreichbar), kann dies auch zu einem ungesünderen Arbeitsverhalten der Mitarbeiter führen (Franke, Ducki, Felfe 2015). Insgesamt lassen sich die sieben Faktoren Klarheit, Ehrlichkeit, Fairness, Transparenz, Beständigkeit, Verlässlichkeit und innere Balance als Bestandteile guter Führung ausmachen. Klarheit bedeutet Dinge zu benennen, wie sie sind und den Blick für das Wesentliche zu haben. Transparenz zeichnet sich durch klar formulierte Ziele und klare Arbeitsanforderungen aus. Beständigkeit bedeutet hierbei, dass es nicht zu ständigen Führungskräftewechseln kommt, die ein vertrauensvolles Verhältnis unmöglich machen. Innere Balance ist die Grundlage für eine menschenfreundliche Haltung. Sie geht im Alltag oft verloren und will gepflegt werden (Riechert 2015). Zusätzlich gibt es vier verschiedene Eigenschaften, die Führungskräfte brauchen, um Mitarbeiter zu motivieren und zu führen. Dazu zählen Authentizität, souveräner Umgang mit Konflikten, Begeisterungsfähigkeit und

Einfühlungsvermögen. Hinter dem Begriff Authentizität steht offene und ehrliche Kommunikation, bei der auch die Führungskraft als Mensch erkennbar ist. Es bedeutet, die eigene Überzeugung in die Tat umzusetzen. Authentisch zu sein bedeutet zu sagen was ich denke, fühle und meine. Ein sicherer Umgang mit Konflikten ist wichtig, da Konflikte an jedem Arbeitsplatz vorkommen. Begeisterungsfähigkeit bedeutet Mitarbeiter mitzureißen und erleichtert es, Menschen für ein Ziel oder eine Aufgabe zu gewinnen. Die wichtigste Voraussetzung ist das Einfühlungsvermögen, dies bedeutet, sich in andere Menschen hineinversetzten zu können und deren Gefühle zu erfassen. Einfühlungsvermögen ist eine der zentralen Persönlichkeitsmerkmale, die für die Führungsaufgabe unverzichtbar sind (Riechert 2015).

Eine zentrale Aufgabe von Führungskräften ist es achtsam zu sein. Sie müssen auf Irritationen, Leistungsabfälle und auffälliges Verhalten der Mitarbeiter rechtzeitig reagieren und handeln. Daher ist es heute wichtig die Führungskräfte besonders zu schulen. Denn die Führungskräfte müssen sich im Umgang mit Mitarbeitern mit psychischen Fehlbeanspruchungen und Störungen sicher fühlen, um adäquat handeln zu können (Riechert 2015).

Unternehmenskultur Führungsverhalten und Unternehmenskultur sind unmittelbar miteinander verbunden. Die Unternehmenskultur ist geprägt durch das Leitbild, die Wertvorstellungen und die Führungskultur und hat einen großen Einfluss auf den Umgang der Führungskräfte mit den Mitarbeitern. Der Unternehmensgründer legt mit seinen Visionen den ersten Grundstein geprägt durch seine innere Haltung, seine Werte und Ziele. Gemeinsam mit den Mitarbeitern entwickelt sich in einem Prozess über die Zeit ein typisches Muster des Wahrnehmens, Denkens und Fühlens. Diese Muster regeln den Umgang mit Herausforderungen, den Umgang miteinander und wie kommuniziert wird. Besonders in Krisensituationen wird auf diese Problemlösemuster zurückgegriffen. Diese Kultur wird auch an neue Mitarbeiter weitergegeben und so entsteht eine Organisationskultur mit wachsenden Wertvorstellungen, Normen und Überzeugungen, die sich im Verhalten der Mitarbeiter widerspiegeln (Struhs-Wehr 2017). Zu einer Unternehmenskultur gehört ein Leitbild in dem wichtige Ziele, Visionen und Werten, die getragen und gelebt werden, verankert sind. Das fördert den Zusammenhalt und die innere Bindung. Die wichtigsten Punkte des Leitbildes sind dabei, dass Mitarbeitern Wertschätzung und Anerkennung entgegengebracht und die Förderung psychischer Gesundheit ausgedrückt wird. Zudem soll es um eine Kultur des Vertrauens zwischen Führungskräften und

Mitarbeitern gehen, die Solidarität und Kooperation fördert, sowie einen offenen Wissensaustausch. Arbeits- und Organisationsprozesse sollen sinnhaft, berechenbar und transparent sein. Gleichzeitig ist die mitarbeiterorientierte Führung wichtig, sowie Gerechtigkeit und ein konstruktiver Umgang mit Konflikten. Zusätzlich soll auf die Vereinbarkeit von Beruf und Privatleben geachtet werden (Badura, Greiner, Rixgens, Ueberle, Behr 2013). Auch bei der Unternehmenskultur nehmen Führungskräfte eine zentrale Rolle ein, da sie ihre persönlichen Werte auf das Unternehmen übertragen und eine gewisse kulturelle Ausrichtung vorgeben (Puppatz und Deller 2016).

Insgesamt zeigt sich, dass für einen Abbau psychisch belastender Arbeitsanforderungen und zur Vorbeugung psychischer Erkrankungen einige Maßnahmen von Bedeutung sind. Dabei ist immer eine Kombination aus Maßnahmen zur Verhaltens- und Verhältnisprävention wichtig. Zudem sollte die Tätigkeit so gestaltet sein, dass sie wenig Spielraum für psychische Überlastung darstellt. Im Unternehmen sind eine regelmäßige Gefährdungsbeurteilung, ein gutes betriebliches Gesundheitsmanagement sowie zusätzlich eine gute Unternehmenskultur und eine darin inbegriffene mitarbeiterorientierte Führung wichtig, um Mitarbeiter optimal zu unterstützen. Nun folgt ein abschließendes Fazit.

10. Abschließendes Fazit und Ausblick

Abschließend lässt sich nach dieser Untersuchung sagen, dass psychische Belastungen am Arbeitsplatz in der heutigen Zeit eine große Rolle spielen. Sie nehmen einen großen Stellenwert in der heutigen Arbeitswelt ein und daher sollte Maßnahmen zur Vermeidung dieser Belastungen gefördert werden. Es konnte gezeigt werden, dass soziale Unterstützung bei der Arbeit einen großen Beitrag zur Minimierung psychisch belastender Arbeitsanforderungen leistet und sowohl von der Führungskraft als auch von den Kollegen wichtig ist. Ein stabiles soziales Umfeld schützt damit vor allem vor psychischen Beanspruchungsfolgen. Gleichzeitig haben Beschäftigte mit hohem Entscheidungsspielraum zwar häufig höhere Arbeitsbelastungen, können aber besser damit umgehen und leiden seltener unter dauerhaften psychischen Erkrankungen daraus. Ein hoher Entscheidungsspielraum bei hohen Arbeitsanforderungen kann somit aktivierend wirken, es gibt jedoch auch Beanspruchungsfolgen, die bei höherem Entscheidungsspielraum häufiger auftreten, vermutlich aber besser kompensiert werden können. Ein ausfüllender Beruf ist daher immer ein Mittelmaß zwischen Anforderungen, die den Beschäftigten ausfüllen aber nicht überfordern und einem angemessenen Entscheidungsspielraum, der genug Möglichkeiten für freie Entscheidungen einräumt. Gleichzeitig sollten ein gutes Team und eine verständnisvolle Führungskraft im Hintergrund stehen.

Zusammengefasst sind die Anforderungen an eine gute Arbeit daher eine sinnvolle und abwechslungsreiche Tätigkeit, soziale Unterstützung, Gesundheitsschutz, Einfluss und Handlungsspielraum, Entwicklungsmöglichkeiten und Vorgesetzte mit Führungsqualitäten. Nur wenn ein gut funktionierendes Arbeitsklima herrscht, ein gut geführtes betriebliches Gesundheitsmanagement besteht und Führungskräfte an einer guten Unternehmenskultur und einer angemessenen Unterstützung der Mitarbeiter interessiert sind, kann es zu einem guten Arbeitsverhältnis auf beiden Seiten kommen. Entscheidungsspielraum und soziale Unterstützung sind nicht alleinig für einen besseren Gesundheitszustand der Mitarbeiter verantwortlich, denn es spielen viele unterschiedliche Faktoren hinein. Sie können jedoch einen positiven Beitrag für eine gute Gesundheit leisten und sollten in jedem Fall gefördert werden. Nur wenn alle Aspekte guter Arbeit berücksichtigt werden, können psychische Belastungsfolgen am Arbeitsplatz minimiert werden und die Mitarbeiter langfristig gesund bleiben. Dies sollte das Ziel jedes Unternehmens sein!

Literaturverzeichnis

Alipour, A.; Ghaffari, M.; Shariati, B.; Jensen, I.; Vingard, E. (2008): Occupational neck and shoulder pain among automobile manufacturing workers in Iran. In: American journal of industrial medicine 51 (5), S. 372–379. DOI: 10.1002/ajim.20562.

Anderson, L. P. (1991): Acculturative stress: A theory of relevance to black Americans. In: Clinical Psychology Review 11 (6), S. 685–702. DOI: 10.1016/0272-7358(91)90126-F.

Antonovsky, A. (1993): Gesundheitsforschung versus Krankheitsforschung. In: A. Franke und M. Broda (Hg.): Psychosomatische Gesundheit. Versuch einer Abkehr vom Pathogenese-Konzept. Tübingen: DGVT Verlag (Forum für Verhaltenstherapie und psychosoziale Praxis, 20).

Badura, B. (Hg.) (2010): Arbeit und Psyche: Belastungen reduzieren – Wohlbefinden fördern. Zahlen, Daten, Analysen aus allen Branchen der Wirtschaft. Berlin, Heidelberg: Springer-Verlag Berlin Heidelberg (Fehlzeiten-Report, 2009).

Badura, B. (2017a): Arbeit und Gesundheit im 21. Jahrhundert: Mitarbeiterbindung durch Kulturentwicklung. [Place of publication not identified]: Springer Science and Business Media; Springer Gabler.

Badura, B.; Ducki, A.; Schröder, H.; Klose, J.; Meyer, M. (2012): Fehlzeiten-Report 2012. Berlin, Heidelberg: Springer Berlin Heidelberg.

Badura, B.; Ducki, A.; Schröder, H.; Klose, J.; Meyer, M. (2017b): Fehlzeiten-Report 2017. Krise und Gesundheit – Ursachen, Prävention, Bewältigung. Berlin, Heidelberg: Springer Berlin Heidelberg (Fehlzeiten-Report, v.2017). Online verfügbar unter https://ebookcentral.proquest.com/lib/gbv/detail.action?docID=5089266.

Badura, B.; Greiner, W.; Rixgens, P.; Ueberle, M.; Behr, M. (2013): Sozialkapital. Grundlagen von Gesundheit und Unternehmenserfolg. 2., erweiterte Aufl. 2013. Berlin, Heidelberg, s.l.: Springer Berlin Heidelberg (SpringerLink). Online verfügbar unter http://site.ebrary.com/lib/alltitles/docDetail.action?docID=10749374.

Bamberg, E. (2011): Gesundheitsförderung und Gesundheitsmanagement in der Arbeitswelt. Ein Handbuch. Göttingen [u.a.]: Hogrefe (Innovatives Management).

Baumann, U.; Laireiter, A. (1995): Individualdiagnostik interpersonaler Beziehungen. In: K. Pawlik und M. Amelang (Hg.): Grundlagen und Methoden der differentiellen Psychologie: Enzyklopädie der Psychologie: Hogrefe Verlag (1).

Beratungsgesellschaft für Arbeits- und Gesundheitsschutz (2017): Gefährdungsbeurteilung- Definiton. Online verfügbar unter https://www.bfga.de/arbeitsschutz-lexikon-von-a-bis-z/fachbegriffe-c-i/gefaehrdungsbeurteilung-fachbegriff/, zuletzt geprüft am 13.07.2020.

Bergman, P. N.; Ahlberg, G.; Johansson, G.; Stoetzer, U.; Åborg, C.; Hallsten, L. et al. (2012): Do job demands and job control affect problem-solving? In: Work 42 (2), S. 195–203.

Bergström, G.; Bodin, L.; Bertilsson, H.; Jensen, I. B. (2007): Risk factors for new episodes of sick leave due to neck or back pain in a working population. A prospective study with an 18-month and a three-year follow-up. In: Occupational and environmental medicine 64 (4), S. 279–287. DOI: 10.1136/oem.2006.026583.

Best, H.; Wolf, C. (2010): Logistische Regression. In: C. Wolf und H. Best (Hg.): Handbuch der sozialwissenschaftlichen Datenanalyse. Wiesbaden: VS Verlag für Sozialwissenschaften, S. 827–854.

Bonde, J. P. E. (2008): Psychosocial factors at work and risk of depression: a systematic review of the epidemiological evidence. In: Occupational and environmental medicine 65 (7), S. 438–445. DOI: 10.1136/oem.2007.038430.

Burisch, M. (2006): Das Burnout-Syndrom. Theorie der inneren Erschöpfung. 3. überarbeitete Auflage. Berlin, Heidelberg: Springer Medizin Verlag Heidelberg. Online verfügbar unter http://site.ebrary.com/lib/alltitles/docDetail.action?docID=10183180.

DAK (2019): DAK Gesundheitsreport 2019. Hg. v. IGES Institut GmbH. Online verfügbar unter https://www.dak.de/dak/download/dak-gesundheitsreport-2019-sucht-pdf-2073718.pdf, zuletzt geprüft am 18.05.2020.

Deutsches Institut für Medizinische Dokumentation und Information (DIMDI) (2018): ICD-10-GM Version 2019, Systematisches Verzeichnis, Internationale statistische Klassifikation der Krankheiten und verwandter Gesundheitsprobleme. Köln. Online verfügbar unter www.dimdi.de – Klassifikationen – Downloads – ICD-10-GM – Version 2020.

DIN EN ISO 10075-1: Ergonomische Grundlagen bezüglich psychischer Arbeitsbelastung - Teil 1: Allgemeine Aspekte und Konzepte und Begriffe (ISO 10075-1:2017)

Franke, F.; Ducki, A.; Felfe, J. (2015): Gesundheitsförderliche Führung. In: J. Felfe (Hg.): Trends der psychologischen Führungsforschung. [neue Konzepte, Methoden und Erkenntnisse]. Göttingen [u.a.]: Hogrefe (Psychologie für das Personalmanagement, [27]).

Frese M (1994) Arbeit und psychische Störungen. In: Höchstetter K, Gunkel L, Beck R, Szpilok M (Hrsg) Gesundheitsförderung im Betrieb. Neue Antworten auf neue Herausforderungen. Kessler Verlagsdruckerei, Bobingen, S 27–46

Fröhlich-Gildhoff, K.; Rönnau-Böse, M. (2019): Resilienz. 5. aktual. Auflage, bearbeitete Ausgabe. Stuttgart: UTB.

Fuchs, T. (2006): Was ist gute Arbeit? Anforderungen aus der Sicht von Erwerbstätigen; Konzeption und Auswertung einer repräsentativen Untersuchung. 2. Aufl. Bremerhaven: Wirtschaftsverl. NW, Verl. für Neue Wiss (INQA-Bericht, 19).

Gensicke, M.; Tschersich, N. (2018): BIBB/BAUA Erwerbstätigenbefragung 2018. Methodenbericht. München.

Gerr, F.; Fethke, N. B.; Anton, D.; Merlino, L.; Rosecrance, J.; Marcus, M.; Jones, M. P. (2014): A prospective study of musculoskeletal outcomes among manufacturing workers: II. Effects of psychosocial stress and work organization factors. In: Human factors 56 (1), S. 178–190. DOI: 10.1177/0018720813487201.

Gilbert-Ouimet, M.; Trudel, X.; Brisson, C.; Milot, A.; Vézina, M. (2014): Adverse effects of psychosocial work factors on blood pressure: systematic review of studies on demand-control-support and effort-reward imbalance models. In: Scandinavian journal of work, environment & health 40 (2), S. 109–132. DOI: 10.5271/sjweh.3390.

Graf, A. (2012): Selbstmanagement-Kompetenz in Unternehmen nachhaltig sichern. Leistung, Wohlbefinden und Balance als Herausforderung. Wiesbaden: Springer Gabler (uniscope. Publikationen der SGO Stiftung). Online verfügbar unter http://site.ebrary.com/lib/alltitles/docDetail.action?docID=10594904.

Gündel, H.; Glaser, J.; Angerer, P. (2014): Arbeiten und gesund bleiben. Berlin, Heidelberg: Springer Berlin Heidelberg.

Hacker, W.; Sachse, P. (2014): Allgemeine Arbeitspsychologie. Psychische Regulation von Tätigkeiten. 3. Aufl. Göttingen: Hogrefe. Online verfügbar unter http://elibrary.hogrefe.de/9783840925405/U1.

Hahn, V. C.; Dormann, C. (2013): Stress, Burnout und Arbeitsengagement. In: R. Stock-Homburg (Hg.): Handbuch Strategisches Personalmanagement, Bd. 22. Wiesbaden: Springer Fachmedien Wiesbaden, S. 553–575.

Hahnzog, S. (Hg.) (2014): Betriebliche Gesundheitsförderung. Wiesbaden: Springer Fachmedien Wiesbaden.

Hapke, U.; Maske, U. E.; Scheidt-Nave, C.; Bode, L.; Schlack, R.; Busch, M. A. (2013): Chronischer Stress bei Erwachsenen in Deutschland : Ergebnisse der Studie zur Gesundheit Erwachsener in Deutschland (DEGS1). In: Bundesgesundheitsblatt, Gesundheitsforschung, Gesundheitsschutz 56 (5-6), S. 749–754. DOI: 10.1007/s00103-013-1690-9.

Häusser, J. A.; Mojzisch, A.; Niesel, M.; Schulz-Hardt, S. (2010): Ten years on: A review of recent research on the Job Demand–Control (-Support) model and psychological well-being. In: Work & Stress 24 (1), S. 1–35. DOI: 10.1080/02678371003683747.

Inoue, A.; Kawakami, N.; Haratani, T.; Kobayashi, F.; Ishizaki, M.; Hayashi, T. et al. (2010): Job stressors and long-term sick leave due to depressive disorders among Japanese male employees: findings from the Japan Work Stress and Health Cohort study. In: Journal of epidemiology and community health 64 (3), S. 229–235. DOI: 10.1136/jech.2008.085548.

Ishizaki, M.; Kawakami, N.; Honda, R.; Yamada, Y.; Nakagawa, H.; Morikawa, Y. (2013): A prospective study of psychosocial work characteristics and long sick leave of Japanese male employees in multiple workplaces. In: Industrial health 51 (4), S. 398–405. DOI: 10.2486/indhealth.2012-0212.

Jena, M.; Di Pasquale, V. (2014): Betriebliche Gesundheitsförderung – die Perspektive der Gewerkschaften. In: S. Hahnzog (Hg.): Betriebliche Gesundheitsförderung. Wiesbaden: Springer Fachmedien Wiesbaden, S. 37–47.

Joensuu, M.; Väänänen, A.; Koskinen, A.; Kivimäki, M.; Virtanen, M.; Vahtera, J. (2010): Psychosocial work environment and hospital admissions due to mental disorders: a 15-year prospective study of industrial employees. In: Journal of affective disorders 124 (1-2), S. 118–125. DOI: 10.1016/j.jad.2009.10.025.

Joiko, K.; Schmauder, M.; Wolff, G. (2010): Psychische Belastung und Beanspruchung im Berufsleben. 5. Aufl. Dortmund-Dorstfeld: Bundesanst. für Arbeitsschutz u. Arbeitsmedizin.

Kahler, T. (2010): Process Model. Persönlichkeitstypen, Miniscripts und Anpassungsformen: Kahler Communication- KCG.

Kaluza, G. (2015): Stressbewältigung. Trainingsmanual zur psychologischen Gesundheitsförderung. Berlin/Heidelberg: Springer Berlin Heidelberg. Online verfügbar unter http://gbv.eblib.com/patron/FullRecord.aspx?p=3567462.

Kaminski, M. (2013): Betriebliches Gesundheitsmanagement für die Praxis. Ein Leitfaden zur systematischen Umsetzung der DIN SPEC 91020. Wiesbaden, s.l.: Springer Fachmedien Wiesbaden. Online verfügbar unter http://site.ebrary.com/lib/alltitles/docDetail.action?docID=10756639.

Karasek, R. (1979): Job Demands, Job Decision Latitude, and Mental Strain: Implications for Job Redesign. In: Administrative Science Quarterly 24 (2), S. 285. DOI: 10.2307/2392498.

Karasek, R.; Theorell, T. (1990): Healthy work. Stress, productivity, and the reconstruction of working life. [6. Dr.]. New York, NY: Basic Books.

Kauffeld, S.; Ochmann, A.; Hoppe, D. (2019): Arbeit und Gesundheit. In: S. Kauffeld (Hg.): Arbeits-, Organisations- und Personalpsychologie für Bachelor, Bd. 96. Berlin, Heidelberg: Springer Berlin Heidelberg (Springer-Lehrbuch), S. 305–358.

Keim, V. (2016): Stress. Hg. v. Pschyrembel. Online verfügbar unter https://www.pschyrembel.de/stress/K0LQG/doc/, zuletzt aktualisiert am 04.2016.

Kivimäki, M.; Leino-Arjas, P.; Kaila-Kangas, L.; Luukkonen, R.; Vahtera, J.; Elovainio, M. et al. (2006): Is incomplete recovery from work a risk marker of cardiovascular death? Prospective evidence from industrial employees. In: Psychosomatic medicine 68 (3), S. 402–407. DOI: 10.1097/01.psy.0000221285.50314.d3.

Leka, S.; Jain, A. (2010): Health Impact of Psychosocial Hazards at Work: An Overview. Hg. v. WHO.

Lohmann-Haislah, A.; Schütte, M. (2013): Stressreport Deutschland 2012. Psychische Anforderungen, Ressourcen und Befinden. Dortmund: Bundesanstalt für Arbeitsschutz und Arbeitsmedizin. Online verfügbar unter http://www.baua.de/de/Publikationen/Fachbeitraege/Gd68.pdf?__blob=publicationFile&v=5.

Lohmer, M.; Sprenger, B.; Wahlert, J. von (2012): Gesundes Führen: Life-Balance versus Burnout in Unternehmen. 1., Aufl. 2012. Stuttgart: Schattauer.

Luick, Rainer S. (2014): Körperliche Belastungen am Arbeitsplatz und ihre Folgen. In: S. Hahnzog (Hg.): Betriebliche Gesundheitsförderung. Wiesbaden: Springer Fachmedien Wiesbaden, S. 189–199.

McLarnon, M. J. W.; Rothstein, M. G. (2013): Development and Initial Validation of the Workplace Resilience Inventory. In: Journal of Personnel Psychology 12 (2), S. 63–73. DOI: 10.1027/1866-5888/a000084.

Metz, A. M.; Rothe, H. J. (2017): Screening psychischer Arbeitsbelastung. Ein Verfahren zur Gefährdungsbeurteilung. Wiesbaden: Springer. Online verfügbar unter http://dx.doi.org/10.1007/978-3-658-12572-1.

Mourlane, D. (2017): Resilienz. Die unentdeckte Fähigkeit der wirklich Erfolgreichen. 10., überarbeitete Auflage. Göttingen: BusinessVillage.

Netterstrøm, B.; Conrad, N.; Bech, P.; Fink, P.; Olsen, O.; Rugulies, R.; Stansfeld, S. (2008): The relation between work-related psychosocial factors and the development of depression. In: Epidemiologic reviews 30, S. 118–132. DOI: 10.1093/epirev/mxn004.

Neuner, R. (2019): Psychische Gesundheit bei der Arbeit. Wiesbaden: Springer Fachmedien Wiesbaden.

Neupane, S.; Miranda, H.; Virtanen, P.; Siukola, A.; Nygård, C.-H. (2013): Do physical or psychosocial factors at work predict multi-site musculoskeletal pain? A 4-year follow-up study in an industrial population. In: International archives of occupational and environmental health 86 (5), S. 581–589. DOI: 10.1007/s00420-012-0792-2.

Oppolzer, A. (2010): Psychische Belastungsrisiken aus Sicht der Arbeitswissenschaft und Ansätze für die Prävention. In: Bernhard Badura (Hg.): Arbeit und Psyche: Belastungen reduzieren - Wohlbefinden fördern. Zahlen, Daten, Analysen aus allen Branchen der Wirtschaft. Berlin, Heidelberg: Springer-Verlag Berlin Heidelberg (Fehlzeiten-Report, 2009).

Osterreich, R.; Volpert, W. (1998): Psychologie gesundheitsgerechter Arbeitsbedingungen. Konzepte, Ergebnisse und Werkzeuge zur Arbeitsgestaltung: Hans Huber.

Poppelreuter, S.; Mierke, K. (2012): Psychische Belastungen am Arbeitsplatz. Ursachen - Auswirkungen - Handlungsmöglichkeiten. 4., durchgesehene Auflage. Berlin: Schmidt.

Puppatz, M.; Deller, J. (2016): Unternehmenskultur als Führungsaufgabe. In: J. Felfe und R. van Dick (Hg.): Handbuch Mitarbeiterführung. Berlin, Heidelberg: Springer Berlin Heidelberg, S. 53–67.

Rau, R. (2010): Untersuchung arbeitsbedingter Ursachen für das Auftreten von depressiven Störungen. Forschung Projekt F 1865. Dortmund, Berlin, Dresden: Baua.

Richter, P.; Hacker, W. (2017): Belastung und Beanspruchung. Stress, Ermüdung und Burnout im Arbeitsleben. 5. Auflage. Kröning: Asanger Verlag.

Richter, P., & Kirschner, A. (2006). Psychosoziale Arbeitsfaktoren bei der Diagnostik von Rückenschmerzen. Prävention von arbeitsbedingten Gesundheitsgefahren und Erkrankungen, 12, 221-236.

Riechert, I. (2015): Psychische Störungen bei Mitarbeitern. Berlin, Heidelberg: Springer Berlin Heidelberg.

Rohmert, W., & Rutenfranz, J. (1975). Arbeitswissenschaftliche Beurteilung der Belastung und Beanspruchung an unterschiedlichen industriellen Arbeitsplätzen. Bonn: Der Bundesminister für Arbeit und Sozialordnung.

Rohrbach-Schmidt, D.; Hall, A. (2020): BIBB/BAUA Erwerbstätigenbefragung 2018. Daten- und Methodenbericht. 1. Aufl.

Schaubroeck J.; Merrit, D. E. (1997): Divergent effects of job control on coping with work stressors: the key role of self-efficacy. In: Academy of Management Journal 40 (3), S. 738–754. DOI: 10.2307/257061.

Schlick, C.; Luczak, H.; Bruder, R. (2010): Arbeitswissenschaft. Heidelberg: Springer. Online verfügbar unter http://site.ebrary.com/lib/alltitles/docDetail.action?docID=10361974.

Schuler, H.; Moser, K. (Hg.) (2014): Lehrbuch Organisationspsychologie. 5., vollständig überarbeitete Auflage. Bern: Verlag Hans Huber. Online verfügbar unter http://elibrary.hogrefe.de/9783456952925.

Selye, H. (1936): A Syndrome produced by Diverse Nocuous Agents. In: Nature 138 (3479), S. 32. DOI: 10.1038/138032a0.

Semmer, N. K.; Udris, I. (2004): Bedeutung und Wirkung von Arbeit. In: H. Schuler und H. Brandstätter (Hg.): Lehrbuch Organisationspsychologie. 3., vollst. überarb. und erw. Aufl. Bern: Huber (Aus dem Programm Huber).

Shimazu, A.; Shimazu, M.; Odara, T. (2005): Divergent effects of active coping on psychological distress in the context of the job demands-control-support model: the roles of job control and social support. In: International journal of behavioral medicine 12 (3), S. 192–198. DOI: 10.1207/s15327558ijbm1203_8.

Siegrist, J. (2015): Arbeitswelt und stressbedingte Erkrankungen. Forschungsevidenz und präventive Massnahmen. 1. Auflage. München: Elsevier Urban & Fischer. Online verfügbar unter http://gbv.eblib.com/patron/FullRecord.aspx?p=4337584.

Stansfeld, S.; Candy, B. (2006): Psychosocial work environment and mental health--a meta-analytic review. In: Scandinavian journal of work, environment & health 32 (6), S. 443–462. DOI: 10.5271/sjweh.1050.

Steinmann, R. (2005): Psychische Gesundheit- Stress. Wissenschaftliche Grundlagen für eine nationale Strategie zur Stressprävention und Förderung psychischer Gesundheit in der Schweiz. Bern.

Struhs-Wehr, K. (2017): Betriebliches Gesundheitsmanagement und Führung. Wiesbaden: Springer Fachmedien Wiesbaden.

Taris, T. W.; Kompier, M.A.J. (2005): Job demands, job control, strain and learning behavior: Review and research agenda. In: A.-S. G. Antoniou (Hg.): Research companion to organizational health psychology. Cheltenham, UK: Edward Elgar (New horizons in management).

Techniker Krankenkasse (2016): Entspann dich Deutschland, TK- Stressstudie 2016. Online verfügbar unter https://www.tk.de/resource/blob/2026630/9154e4c71766c410dc8599 16aa798217/tk-stressstudie-2016-data.pdf, zuletzt geprüft am 20.05.2020.

Treier, M. (2019): Gefährdungsbeurteilung psychischer Belastungen: Springer Fachmedien Wiesbaden.

Udris, I. (2006): Salutogenese in der Arbeit- ein Paradigmenwechsel? In: Wirtschaftspsychologie (2), S. 4–13.

Ulich, E.; Wülser, M. (2015): Gesundheitsmanagement in Unternehmen. Wiesbaden: Springer Fachmedien Wiesbaden.

van der Doef, M.; Maes, S. (1999): The Job Demand-Control (-Support) Model and psychological well-being: A review of 20 years of empirical research. In: Work & Stress 13 (2), S. 87–114. DOI: 10.1080/026783799296084.

Vandergrift, J. L.; Gold, J. E.; Hanlon, A.; Punnett, L. (2012): Physical and psychosocial ergonomic risk factors for low back pain in automobile manufacturing workers. In: Occupational and environmental medicine 69 (1), S. 29–34. DOI: 10.1136/oem.2010.061770.

Walter, U. (2006): Stress? Ursachen, Erklärungsmodelle und präventive Ansätze. Berlin, Heidelberg: Springer Medizin Verlag Heidelberg (Weißbuch Prävention, 2005/06). Online verfügbar unter http://dx.doi.org/10.1007/3-540-32662-6.

Zimbardo, P. G.; Gerrig, R. J.; Hoppe-Graff, S.; Graff, S. H. (Hg.) (2003): Psychologie. 7., neu übers. und bearb. Aufl., Nachdr. Berlin: Springer (Springer-Lehrbuch).